Le Petit Livre
des menus minceur

Carole Nitsche
Diététicienne

Le Petit Livre des menus minceur

Un ouvrage dirigé par Florence Le Bras

FIRST
Editions

ISBN 2-87691-866-8.
Dépôt légal : 1er trimestre 2004.

Imprimé en Italie.

Conception graphique : KN Conception

Nous nous efforçons de publier des ouvrages qui correspondent à vos attentes et votre satisfaction est pour nous une priorité. Alors, n'hésitez pas à nous faire part de vos commentaires à :

Éditions Générales First
27, rue Cassette
75006 Paris - France
Tél. : 01 45 49 60 00
Fax : 01 45 49 60 01
Internet e-mail : firstinfo@efirst.com

Le Petit Livre des menus minceur

Introduction

Vous avez décidé de perdre un peu de poids ou tout simplement de veiller à votre ligne. Bonne résolution. Mais au quotidien vous voici face à une question : que faire à manger ? Comment varier les repas et les plaisirs, tout en respectant l'équilibre alimentaire et en limitant l'apport énergétique ?

Les basiques de l'équilibre

Pour un bon équilibre alimentaire, il y a quelques règles à respecter.
Tout d'abord, votre petit déjeuner doit comporter :

- un apport de glucides complexes, sous forme de pain, céréales, biscottes, biscuits… ;
- un apport de calcium, sous forme de lait, laitage, fromage… ;
- un apport de protéines, sous forme de viande, jambon, œuf, poisson, fromage, laitage… ;
- éventuellement un apport de fibres, vitamines, minéraux en complément avec un apport de fruit cru ou cuit.

Insistons sur l'importance du petit déjeuner ; si vous partez travailler le ventre vide, vous serez probablement fatigué dans le courant de la matinée, et vous serez tenté de grignoter ou de céder à la gourmandise en achetant une viennoiserie, ou une barre de friandise.

Vos déjeuners et vos dîners doivent vous apporter :

- des glucides complexes pour avoir une bonne sensation de satiété à long terme, sous forme de céréales, légumes secs, pomme de terre, pain, farine... ;
- des acides gras essentiels avec un apport d'huile végétale crue ;
- des protéines pour maintenir un bon état musculaire, sous forme de viande, poisson, œuf, jambon, abats, fromage, lait, laitage... ;
- du calcium pour maintenir une bonne structure osseuse, sous forme de lait, laitage, fromage ;
- des fibres avec des fruits et légumes ;
- de la vitamine C, avec au minimum un légume ou un fruit cru au repas.

De façon habituelle, l'apport énergétique moyen pour maintenir un poids équilibré est de 2 000 kcal/jour pour une femme et de 2 400 kcal/ jour pour un homme, ayant une activité professionnelle sédentaire. Si vous souhaitez contrôler votre poids, voire perdre quelques kilos superflus, il vous suffit de réaliser un contrôle alimentaire.

L'art de varier les menus

L'un des freins au suivi d'une surveillance alimentaire, c'est le manque d'imagination. Délicieux lorsqu'on les consomme de temps à autre, le jambon salade, le steak haricots verts et le saumon poché brocolis à longueur de semaine découragent les plus persévérants. En revanche, la variété permet de mincir avec plaisir et sans privation. C'est pourquoi nous avons imaginé pour vous ce *Petit Livre des menus minceur*.

Il vous propose des repas variés tout au long de la journée et des saisons.

Vous trouverez :

- 30 petits déjeuners apportant 250 à 400 kcal, selon le choix effectué ;
- 52 déjeuners automne-hiver 500 à 700 kcal ;
- 52 dîners automne-hiver 400 à 650 kcal ;
- 50 déjeuners printemps-été apportant 450 à 700 kcal ;
- 50 dîners printemps-été apportant 400 à 650 kcal.

Toutes les quantités indiquées sont (sauf exception signalée) mentionnées pour une personne.

Pour associer les menus de façon équilibrée, consultez le tableau placé à la fin de cet ouvrage, ou de façon plus ludique, composez des menus journaliers à thème comme nous vous le proposons également ci-dessous :

Journée saumon

Petit déjeuner 10 avec 305 kcal
Déjeuner printemps-été 1 avec 600-650 kcal

Dîner automne-hiver 27 avec 500-550 kcal
Vous avez là des menus qui vous apportent sur la journée entre 1 450 à 1 500 kcal.

Journée fruits rouges

Petit déjeuner 3 avec 390 kcal
Déjeuner printemps-été 7 avec 550-600 kcal
Dîner printemps-été 13 avec 550-600 kcal
Ces menus fruits rouges à tous les repas vous donnent de 1 500 à 1 550 kcal.

Journée céréales

Petit déjeuner 7 avec 300 kcal
Déjeuner printemps-été 2 avec 500-550 kcal
Dîner automne-hiver 5 avec 500-550 kcal
Vous aimez les céréales, vous voilà ravi pour une journée avec 1 350 à 1 400 kcal.

Journée camembert

Petit déjeuner 8 avec 280 kcal
Déjeuner printemps-été 28 avec 650-700 kcal
Dîner automne-hiver 22 avec 500-550 kcal
Vous êtes en Normandie et vous ne voulez pas vous priver du bon camembert de la ferme voisine ? Eh

bien voici des menus qui vous apportent sur la journée entre 1 450 à 1 500 kcal.

Inspiration italienne

Petit déjeuner 9 avec 285 kcal
Déjeuner printemps-été 32 avec 550-600 kcal
Dîner automne-hiver 21 avec 450-500 kcal
Vous aimez la mozzarelle, la tomate, le soleil ? Vous voilà en Italie avec 1 350 à 1 400 kcal.

Des myrtilles encore des myrtilles

Petit déjeuner 18 avec 305 kcal
Déjeuner printemps-été 25 avec 600-650 kcal
Dîner printemps-été 10 avec 450-500 kcal
C'est le mois d'août, régalez-vous de myrtilles fraîchement cueillies dans les bois avec ces menus qui vous apportent entre 1 400 à 1 450 kcal.

Journée fruits d'automne

Petit déjeuner 21 avec 340 kcal
Déjeuner automne-hiver 12 avec 550-600 kcal
Dîner automne-hiver 22 avec 500-550 kcal
Vous aimez pomme, poire, prune, figue ? Voici des menus gourmands pour 1 400 à 1 450 kcal.

Des crêpes à tous les repas

Petit déjeuner 22 avec 315 kcal
Déjeuner printemps-été 38 avec 600-650 kcal
Dîner printemps-été 1 avec 450-500 kcal
Des crêpes matin, midi et soir pour seulement 1 400 à 1 450 kcal ? Inespéré.

Journée façon exception

Petit déjeuner 28 avec 300 kcal
Déjeuner automne-hiver 14 avec 600-650 kcal
Dîner printemps-été 3 avec 500-550 kcal
Après le croissant du petit déjeuner, laissez-vous tenter par du magret de canard, puis du saumon fumé, vous allez vous régaler avec 1 450 à 1 500 kcal.

Vive les brochettes

Petit déjeuner 23 avec 260 kcal
Déjeuner printemps-été 13 avec 550-600 kcal
Dîner printemps-été 2 avec 450-500 kcal
Menus printemps-été, menus de vacances, voici les brochettes (sauf au petit déjeuner, à moins de monter l'ananas en brochette) pour 1 300 à 1 350 kcal.

Journée super light

Petit déjeuner 16 avec 250 kcal
Déjeuner printemps-été 35 avec 450 kcal
Dîner printemps-été avec 400 kcal
Vous souhaitez avoir un apport énergétique très réduit : le compte est bon, avec ces menus, vous avez 1 100 kcal.

Journée faim de loup

Petit déjeuner 4 avec 400 kcal
Déjeuner automne-hiver 6 avec 700 kcal
Dîner printemps-été 40 avec 650 kcal
Vous avez très faim, vous avez une dépense énergétique importante, ne réduisez pas trop votre apport calorique, voilà une journée à 1 750 kcal.

Sans viande et sans poisson

Petit déjeuner 30 avec 270 kcal
Dîner printemps-été 24 avec 500-550 kcal en guise de déjeuner
Dîner printemps-été 2 avec 450-500 kcal
Vous avez envie d'une journée végétarienne ? Ces menus vont vous apporter 1 300 kcal.

Nos menus, nos estimations caloriques et nos conseils sont prévus pour des personnes en surpoids. Vous pouvez augmenter les proportions en fonction de votre appétit et de vos objectifs minceur.

Maintenant, c'est à vous de jouer à associer les différents menus pour satisfaire vos envies.

Les petits déjeuners

N° 1

Café ou thé sans sucre
Jus de pamplemousse ou d'orange sans sucre ajouté (100 ml)
Pain (60 g)
1 carré demi-sel (20 g)

Ce petit déjeuner apporte environ 270 kcal

N° 2

Café ou thé sans sucre
1 petite pêche ou 1 brugnon
3 à 4 grillés suédois
1 petite noisette de beurre (8 à 10 g)
Fromage blanc à 0 % MG sans sucre (100 g)

Ce petit déjeuner apporte environ 270 à 340 kcal

N° 3

Café ou thé sans sucre
1 dizaine de cerises (100 g)
2 tranches de pain de mie (40 g)
1 œuf à la coque
1 yaourt à 0 % MG sans sucre

Ce petit déjeuner apporte environ 390 kcal

N° 4

Lait écrémé (environ 300 ml)
1 cuillerée à café de cacao sans sucre (5 g)
6 petits-beurre
Compote de pomme-poire sans sucre ajouté (100 g)

Ce petit déjeuner apporte environ 400 kcal

N° 5

Café ou thé
1 petite tranche de jambon blanc (40 g)
Fromage blanc à 0 % MG sans sucre (100 g)
2 grandes tranches de pain grillé (40 g)
Jus de raisin (100 ml)

Ce petit déjeuner apporte environ 335 kcal

N° 6

Café ou thé sans sucre
1 kiwi
Pain aux céréales (60 g)
2 petits-suisses à 0 % MG sans sucre (120 g)

Ce petit déjeuner apporte environ 275 kcal

N° 7

Café ou thé sans sucre
Pétales de maïs complet (environ 50 g)
Lait écrémé (125 ml)
1 coupe de fraises (200 g)

Ce petit déjeuner apporte environ 300 kcal

N° 8

Café ou thé sans sucre
Pain (60 g)
Camembert à 45 % MG (30 g)
1 petite pomme (120-130 g)

Ce petit déjeuner apporte environ 315 kcal,
si vous prenez du camembert à 25 % MG,
le petit déjeuner apporte environ 280 kcal

N° 9

Petit déjeuner à « l'italienne »

Café ou thé sans sucre
Pain complet (50 g)
1 cuillerée à café d'huile d'olive
1 petite tomate (100 g)
Mozzarelle allégée (50 g)
Éventuellement une pincée d'origan

Ce petit déjeuner apporte environ 285 kcal

N° 10

Petit déjeuner à la norvégienne

Café ou thé sans sucre
4 mini-blinis
1 petite tranche de saumon fumé sauvage d'Écosse (30 g)
1 carré demi-sel (20 g)
Jus de pamplemousse (100 ml)

Ce petit déjeuner apporte environ 305 kcal

N° 11

Café ou thé sans sucre
Flocons d'avoine (40 à 50 g)
Fromage blanc à 0 % MG sans sucre (100 g)
1 coupe de framboise (200 g)

Ce petit déjeuner apporte environ 275 à 315 kcal

N° 12

Café ou thé sans sucre
Müesli sans sucre (50 g)
Lait écrémé (100 ml)
Jus de pomme sans sucre ajouté (100 ml)

Ce petit déjeuner apporte environ 275 kcal

N° 13

Café ou thé sans sucre
Filet de bacon fumé (40 g)
1 œuf au plat cuit sans matière grasse
Pain complet (40 g)
Jus d'ananas (100 ml)

Ce petit déjeuner apporte environ 300 kcal

N° 14

Café ou thé sans sucre
Compote de pommes (100 g)
Semoule au lait faite avec 200 ml de lait écrémé et 30 g de semoule, un édulcorant et de l'extrait de vanille

Ce petit déjeuner apporte environ 235 kcal

N° 15

Café ou thé sans sucre
4 biscottes
1 noisette de beurre (8 à 10 g)
Compote de pêches sans sucre ajouté (100 g)
Fromage blanc à 0 % MG sans sucre (100 g)

Ce petit déjeuner apporte environ 335 kcal

N° 16

Café ou thé sans sucre
5 « Cracottes » nature
2 petits-suisses à 0 % MG sans sucre (120 g)
12 grains de raisin (100 g)

Ce petit déjeuner apporte environ 250 kcal

N° 17

Café ou thé sans sucre
4 « Wasa léger »
Fromage blanc à 0 % MG sans sucre (100 g)
Jus de carottes (200 ml)

Ce petit déjeuner apporte environ 280 kcal

N° 18

Café ou thé sans sucre
5 « Triscottes »
1 coupe de myrtilles (200 g)
Fromage blanc à 0 % MG sans sucre (100 g)

Ce petit déjeuner apporte environ 305 kcal

N° 19

Café ou thé sans sucre
Riz soufflé non glacé (50 g)
Lait écrémé (100 ml)
1 petite banane

Ce petit déjeuner apporte environ 300 kcal

N° 20

Café ou thé sans sucre
1 morceau de pain (50 g)
1 morceau de gruyère (30 g)
2 ou 3 abricots frais

Ce petit déjeuner apporte environ 305 kcal

N°21

Café ou thé sans sucre
2 à 3 tranches de pain de mie (40 g)
1 tranche de jambon cru (30 g)
1 petite poire (120-130 g)
1 yaourt à 0 % MG sans sucre

Ce petit déjeuner apporte environ 290 à 340 kcal

N°22

Café ou thé sans sucre
3 petites crêpes cuites sans matière grasse (100 g au total)
Compote de pomme sans sucre ajouté avec une pointe de cannelle (100 g)
2 petits-suisses à 0 % MG sans sucre (120 g)

Ce petit déjeuner apporte environ 315 kcal

N° 23

Café ou thé sans sucre
1 morceau de pain viennois (40 g)
Fromage blanc à 0 % MG sans sucre (100 g)
2 tranches d'ananas frais (150 g)

Ce petit déjeuner apporte environ 260 kcal

N° 24

Café ou thé sans sucre
1/2 pamplemousse (150 g)
Pain azyme (40 g)
1 yaourt à 0 % MG sans sucre

Ce petit déjeuner apporte environ 230 kcal

25

Café ou thé sans sucre
2 pancakes (environ 80 g)
1 cuillerée à café de sirop d'érable (10 g)
Fromage blanc à 0 % MG sans sucre (100 g)
1 petite pêche (120-130 g)

Ce petit déjeuner apporte environ 305 kcal

N°26

Un bol de lait écrémé (300 ml)
1 cuillerée à café de cacao sans sucre (5 g)
1 morceau de pain viennois (50 g)
Compote d'abricot sans sucre (100 g)

Ce petit déjeuner apporte environ 350 kcal

N° 27

Café ou thé sans sucre
2 galettes de céréales « Weetabix » (37,5 g)
1 petite banane
Lait écrémé (100 ml)

Ce petit déjeuner apporte environ 275 kcal

N° 28

Le petit déjeuner « occasionnel »
Café ou thé sans sucre
1 croissant
1 yaourt à 0 % MG sans sucre
Jus d'orange sans sucre ajouté (100 ml)

Ce petit déjeuner apporte environ 300 kcal

N° 29

Café ou thé sans sucre
15 « Crackers »
1 carré demi-sel (20 g)
1 petite pomme

Ce petit déjeuner apporte environ 260 kcal

N° 30

Café ou thé sans sucre
2 tranches de pain d'épices (50 g)
Fromage blanc à 0 % MG sans sucre (100 g)
Compote de pomme sans sucre ajouté à la cannelle (100 g)

Ce petit déjeuner apporte environ 270 kcal

Menus
Automne-Hiver

Les déjeuners

N° 1

✓ Betteraves râpées vinaigrette
✓ Choucroute garnie
✓ Yaourt à 0 % MG
✓ Salade d'agrumes à la fleur d'oranger

Râpez 80 g de betteraves, préparez la vinaigrette avec 1 cuillerée à café d'huile.

Préparez la choucroute avec 100 g de rôti de porc, 100 g de pomme de terre, 150 à 200 g de chou de choucroute, et cuisinez sans matière grasse.

Consommez 200 g de salade de fruits aux agrumes et à la fleur d'oranger sans sucre.

Ce repas vous apporte 550 à 600 kcal

N° 2

✓ Tartare de tomate et de saumon fumé
✓ Choucroute aux poissons
✓ Île flottante au coulis de myrtilles

Hachez finement 100 g de tomate et 30 g de saumon fumé, assaisonnez avec 1 cuillerée à café d'huile d'olive.

Prenez 150 à 200 g de choucroute, 100 g de pomme de terre, 50 g de haddock, 50 g de saumon frais, 50 g de flétan, et cuisinez sans matière grasse.

Faites une crème anglaise avec 100 ml de lait écrémé, 1 jaune d'œuf et de l'édulcorant, battez le blanc en neige ferme et faites-le pocher, préparez le coulis avec 100 à 120 g de myrtilles.

Ce repas vous apporte 650 à 700 kcal

N° 3

- ✓ Endives émincées en vinaigrette
- ✓ Pintade au chou de choucroute
- ✓ Saint-Nectaire (30 g)
- ✓ Pain (20 à 40 g)
- ✓ Pomme cuite à la cannelle

Émincez 100 à 150 g d'endives, faites la vinaigrette avec 1 cuillerée à café d'huile.
Cuisinez un morceau de pintade de 120 à 150 g avec 200 g de chou sans matière grasse.
Faites cuire au four 1 pomme de 150 à 200 g avec une pointe de cannelle.

Ce repas vous apporte 550 à 600 kcal

N° 4

- ✓ Radis noir râpé vinaigrette
- ✓ Rosbif à l'ail
- ✓ Purée de potimarron et de pomme de terre
- ✓ Choux à la chantilly allégée

Râpez 75 à 80 g de radis noir et assaisonnez avec 1 cuillerée à café d'huile pour la vinaigrette.
Prévoyez 120 g de rosbif, piquez-le d'ail et faites-le cuire sans matière grasse.
Préparez votre purée avec 200 g de potimarron et 100 g de pomme de terre.
Faites 2 beaux choux avec 1/2 œuf, 30 ml d'eau, 12 à 13 g de farine et 2 à 3 g de beurre.
Préparez la chantilly allégée avec un Petit-Suisse à 0 % MG (60 g), 1 blanc d'œuf en neige ferme et de l'édulcorant.

Ce repas vous apporte 550 à 600 kcal

N° 5

✓ Concombre au yaourt
✓ Sauté de veau à la cannelle
✓ Émincé de carottes
✓ Pain (20 à 40 g)
✓ Coulommiers (30 g)
✓ Papaye à la muscade

Coupez en fines rondelles 100 g de concombre, assaisonnez avec 1/2 yaourt à 0 % MG.
Cuisinez le sauté avec 100 g de veau maigre, 100 g de tomate et 1 pointe de cannelle. Émincez 150 g de carottes, faites cuire à la vapeur et arrosez d'une cuillerée à café d'huile. Prévoyez 150 à 200 g de papaye émincée, sur laquelle vous râpez de la noix de muscade.

Ce repas vous apporte 600 à 650 kcal

N° 6

✓ Pamplemousse aux crevettes
✓ Blanquette de veau légère
✓ Émincé de champignons et carottes
✓ Riz
✓ Crème pâtissière mousseuse au chocolat

Garnissez 1/2 pamplemousse évidé avec sa chair, 30 g de crevettes décortiquées et 50 g de fromage blanc à 0 % MG.
Faites cuire 100 g de morceaux maigres de blanquette dans un court-bouillon ; pour la sauce, utilisez 20 g de crème fraîche à 15 % MG.
Émincez 100 g de carottes et 100 g de champignons et faites cuire à la vapeur. Consommez 50 à 100 g de riz cuit. Faites la crème pâtissière avec 125 ml de lait écrémé, 1 œuf, 10 g de Maïzena, 6 à 8 g de cacao sans sucre, 1 édulcorant.

Ce repas vous apporte 650 à 700 kcal

N° 7

✓ Carotte et céleri râpés vinaigrette
✓ Pot-au-feu
✓ Feuilleté au café

Râpez 50 g de carotte et 50 g de céleri boule, assaisonnez avec une vinaigrette préparée avec 1 cuillerée à café d'huile.
Faites 3 ou 4 mini crêpes avec 1/4 de yaourt à 0 % MG (25 g) et 5 à 6 g de farine. Pour les faire cuire, badigeonnez le fond d'une poêle anti-adhésive avec un papier absorbant huilé.
Préparez une crème pâtissière avec 125 ml de lait écrémé, 1 jaune d'œuf, 10 g de Maïzena, de l'extrait de café, alternez sur une assiette les mini crêpes avec la crème.

Ce repas vous apporte 600 à 650 kcal

N° 8

✓ Haricots verts vinaigrette
✓ Aile de raie aux câpres et à la tomate
✓ Riz
✓ Yaourt à 0 % MG
✓ Sorbet aux myrtilles

Faites cuire à la vapeur 100 g de haricots verts, assaisonnez-les avec une vinaigrette préparée avec 1 cuillerée à café d'huile.
Faites cuire 150 g de raie avec 100 g de tomate et 1 cuillerée à soupe de câpres.
Consommez 200 g de riz cuit.
Préparez le sorbet avec 200 g de myrtilles surgelées mixées avec éventuellement un édulcorant de synthèse.

Ce repas vous apporte 500 à 550 kcal

N° 9

✓ Spaghettis façon bolognaise
✓ Salade verte vinaigrette
✓ Poire pochée à la vanille

Mélangez 150 g de spaghettis cuits, 100 g de viande hachée de bœuf maigre à 5 % MG, 100 ml de purée de tomate, 20 g de parmesan, 1 oignon haché cuit et 1 cuillerée à café d'huile d'olive.
Consommez 50 g de salade verte assaisonnée avec une vinaigrette préparée avec 1 cuillerée à café d'huile.
Faites pocher une poire de 150 g avec un bâton de vanille.

Ce repas vous apporte 550 à 600 kcal

N° 10

✓ Tagliatelles façon carbonara
✓ Salade verte vinaigrette
✓ Salade d'agrumes à la menthe

Mélangez 150 g de tagliatelles cuites, 100 g de dés de jambon maigre éventuellement fumé, 1 jaune d'œuf, 20 à 25 g de crème fraîche allégée à 15 % MG, 20 g de parmesan.
Prévoyez 50 g de salade verte, avec 1 cuillerée à café d'huile pour la vinaigrette.
Consommez 200 g de salade d'agrumes à la menthe fraîche.

Ce repas vous apporte 600 à 650 kcal

N° 11

- ✓ Carpaccio de tomate à l'huile d'olive
- ✓ Pâtes aux myrtilles et cocktail de fruits de mer à la vanille
- ✓ Mousse au café
- ✓ Compote de poire au gingembre

Émincez finement une tomate (100 g), ajoutez 1 cuillerée à café d'huile d'olive.

Consommez 200 g de pâtes cuites aux myrtilles (à défaut aux épinards ou à la tomate) Cuisinez 150 g de mélange de fruits de mer avec 25 g de crème fraîche allégée à 15 % MG et 1/2 cuillerée à café d'extrait de vanille. Préparez la mousse au café avec un Petit-Suisse à 0 % MG (60 g), 1 blanc d'œuf, de l'extrait de café et un édulcorant de synthèse. Prenez 120 g de compote de poire sans sucre, ajoutez une pointe de gingembre.

Ce repas vous apporte 550 à 600 kcal

N° 12

- ✓ Pomme de terre en salade
- ✓ Rôti de porc au chou rouge et à la pomme
- ✓ Fromage blanc à 0 % MG (100 g)
- ✓ Effeuillé de pomme et de poire au citron

Émincez 100 g de pomme de terre cuite, arrosez d'une vinaigrette préparée avec 5 g d'huile.

Cuisinez sans matière grasse 100 g de rôti de porc avec 100 g de pomme, 200 g de chou rouge.

Coupez finement 1/2 pomme et 1/2 poire, citronnez les tranches, alternez les tranches de pomme et de poire sur une assiette, ajoutez éventuellement un édulcorant.

Ce repas vous apporte 550 à 600 kcal

N° 13

- ✓ Lentilles vinaigrette
- ✓ Lapin à la poire
- ✓ Pâtisson et potiron vapeur
- ✓ Fromage blanc à 0 % MG (100 g)
- ✓ Carpaccio d'agrumes à la cannelle

Assaisonnez 100 g de lentilles cuites avec une vinaigrette préparée avec 1 cuillerée à café d'huile.
Cuisinez un morceau de lapin de 100 à 120 g avec 100 g de poire émincée. Cuisez à la vapeur 100 g de pâtisson avec 100 g de potiron. Consommez 200 g de carpaccio d'agrumes.

Ce repas vous apporte 650 à 700 kcal

N° 14

- ✓ Toast au chèvre sur lit de salade
- ✓ Magret de canard au gingembre
- ✓ Émincé de pomme, poire, carottes à la vapeur
- ✓ Mousse au citron (une part)

Disposez sur une assiette une poignée de mâche (50 g), ajoutez 1 tranche de pain de mie (20 g), 25 g de crottin de Chavignol, 1 pointe de cannelle, assaisonnez avec 1/4 de yaourt à 0 % MG et de la cannelle.
Faites cuire 100 g de magret de canard avec 25 g de crème fraîche à 15 % MG et du gingembre.
Cuisez à la vapeur 50 g de pomme, 50 g de poire, 100 g de carotte.
Préparez deux parts de mousse avec 200 ml de jus de citron, prélevez éventuellement le zeste si le citron n'est pas traité, 1 œuf entier en séparant jaune et blanc, 20 g de Maïzena.

Ce repas vous apporte 600 à 650 kcal

N° 15

- ✓ Pousses de soja en salade
- ✓ Moussaka
- ✓ Pain (20 à 40 g)
- ✓ Camembert (30 g)
- ✓ Mangue au citron vert

Assaisonnez 100 g de pousses de soja avec une vinaigrette préparée avec 1 cuillerée à café d'huile de soja.
Cuisinez la moussaka avec 150 g d'aubergine, 100 g de tomate, 50 g de bœuf haché maigre, 50 g d'agneau haché maigre.
Prenez 150 g de mangue, arrosez avec du citron vert.

Ce repas vous apporte 600 à 650 kcal

N° 16

- ✓ Tomate farcie au fromage frais
- ✓ Steak tartare
- ✓ Julienne de légumes
- ✓ Pain (20 à 40 g)
- ✓ Granité de café

Farcissez une tomate (100 g) avec un Petit-Suisse à 0 % MG (60 g), sel, poivre et persil.
Préparez le tartare avec 100 g de bœuf haché maigre à 5 % MG, 1 jaune d'œuf, 1 cuillerée à café d'huile, des aromates.
Pour la julienne, faites cuire à la vapeur 50 g de carotte, 50 g de navet, 50 g de céleri boule, et 50 g de poireau.
Congelez 1 yaourt à 0 % MG, puis mixez-le avec de l'extrait de café et un édulcorant de synthèse.

Ce repas vous apporte 550 à 600 kcal

N° 17

- ✓ Salade d'endives à la pomme
- ✓ Chou farci
- ✓ Pommes de terre boulangères
- ✓ Milk-shake au kiwi

Coupez finement 100 g d'endives, mélangez avec 50 g de pomme râpée, assaisonnez avec une vinaigrette préparée avec 1 cuillerée à café d'huile.
Préparez le chou farci avec 200 g de feuilles de chou vert cuites, 100 g de bœuf haché maigre à 5 % MG et 1/2 œuf.
Faites cuire 200 g de pommes de terre coupées en fines rondelles avec du bouillon dégraissé.
Mixez 1 yaourt à 0 % MG, avec 2 ou 3 glaçons et un petit kiwi, ajoutez éventuellement de l'édulcorant.

Ce repas vous apporte 550 à 600 kcal

N° 18

- ✓ Salade façon hawaïenne
- ✓ Sauté de bœuf aux oignons
- ✓ Carotte vapeur (150 g)
- ✓ Tarte au fromage blanc

Mélangez 50 g de salade verte, 50 g d'ananas, 50 g de cœur de palmier, utilisez 1 cuillerée à café d'huile pour l'assaisonnement.
Préparez le sauté avec 100 g de bœuf maigre et 100 g d'oignons.
Faites une pâte à tarte avec 30 g de farine, 25 g de fromage blanc à 0 % MG (proportions pour un moule de 14 cm de diamètre environ), garnissez avec 150 g de fromage blanc à 0 % MG battu avec 1 œuf, de l'extrait de vanille et un édulcorant thermostable.

Ce repas vous apporte 600 à 650 kcal

N° 19

- ✓ Chou rouge cru en salade
- ✓ Sauté de dinde aux olives
- ✓ Semoule et tomates provençales
- ✓ Fromage blanc à 0 % MG (100 g)
- ✓ Mousse à l'orange (une part)

Coupez finement 100 g de chou rouge cru, assaisonnez avec une vinaigrette préparée avec 1 cuillerée à café d'huile.
Préparez le sauté avec 120 g de dinde et 1 dizaine d'olives.
Comptez 100 g de semoule cuite et une grosse tomate (150 g).
Faites deux parts de mousse avec 200 ml de jus d'orange sans sucre ajouté, 1 œuf en séparant jaune et blanc, 20 g de Maïzena et un édulcorant de synthèse.

Ce repas vous apporte 600 à 650 kcal

N° 20

- ✓ Chou-fleur froid vinaigrette
- ✓ Sauté d'agneau à la tomate
- ✓ Pâtes
- ✓ Yaourt à 0 % MG
- ✓ Carpaccio d'ananas et mangue à la vanille

Faites cuire 100 g de chou-fleur, quand il est froid, assaisonnez avec une vinaigrette faite avec 1 cuillerée à café d'huile.
Cuisinez le sauté avec 100 g d'agneau maigre et une tomate (100 g).
Consommez 200 g de pâtes cuites.
Prévoyez 150 g de carpaccio de fruit sans sucre ajouté.

Ce repas vous apporte 600 à 650 kcal

N° 21

✓ Concombre tomate feta en vinaigrette
✓ Poulet rôti
✓ Petits pois – salade cuite
✓ Pain (20 à 40 g)
✓ Raisin frais

Préparez l'entrée avec 50 g de concombre, 100 g de tomate, 40 g de feta, 1 cuillerée à café d'huile.
Consommez un morceau de poulet de 120 à 150 g en prenant soin d'enlever la peau.
Prévoyez 100 g de petits pois cuits et 100 g de salade cuite (laitue).
Comptez une petite grappe de raisin, soit environ 120 g.

Ce repas vous apporte 600 à 650 kcal

N° 22

✓ Artichaut sauce yaourt à 0 % MG
✓ Poulet à l'estragon
✓ Purée de poireau et pomme de terre à l'huile d'olive
✓ Tarte fine à la pomme

Consommez un morceau de poulet de 120 à 150 g cuisiné sans matière grasse, avec de l'estragon, en prenant soin d'enlever la peau.
Faites la purée avec 150 g de poireau, 100 g de pomme de terre et 1 cuillerée à café d'huile.
Pliez 1 feuille de brick en 4, disposez-la dans un moule de 10 cm de diamètre, garnissez avec 1/2 pomme émincée finement (100 g), et faites cuire.

Ce repas vous apporte 500 à 550 kcal

N° 23

✓ Cœur de palmier vinaigrette
✓ Filet de bœuf en croûte de sel aux herbes
✓ Mousseline de courgettes
✓ Petit-Suisse à 0 % MG (60 g)
✓ Kiwi et banane citronnés

Assaisonnez 100 g de cœur de palmier avec une vinaigrette préparée avec 1 cuillerée à café d'huile.
Consommez 100 g de filet de bœuf cuit dans une croûte de sel, dans laquelle vous aurez ajouté un hachis d'herbes fraîches (thym, romarin).
Mixez 250 g de courgettes cuites chaudes avec 25 g de crème fraîche allégée à 15 % MG, un peu de sel et de muscade.
Mélangez 100 g de kiwi et 50 g de banane coupés en rondelles avec le jus de 1/2 citron.

Ce repas vous apporte 600 à 650 kcal

N° 24

✓ Huîtres n° 3 (6)
✓ Tournedos sauce roquefort
✓ Purée de carotte et pomme de terre
✓ Salade d'agrumes à la lavande

Faites cuire un tournedos de 100 g sans matière grasse et déglacez la poêle avec 20 g de roquefort et 3 à 4 cuillerées à soupe de lait écrémé.
Préparez la purée avec 150 g de carotte et 100 g de pomme de terre, en ajoutant 1 cuillerée à café d'huile de noix.
Consommez 200 g de salade d'agrumes, dans laquelle vous aurez ajouté 1 cuillerée à soupe de fleur de lavande non traitée.

Ce repas vous apporte 600 à 650 kcal

N°25

✓ Champignons crus vinaigrette
✓ Rôti de biche
✓ Émincé de carotte à la purée de poire
✓ Riz au lait à la cannelle

Émincez finement 100 g de champignons de Paris et citronnez-les, arrosez de vinaigrette préparée avec 1 cuillerée à café d'huile.
Consommez 120 g de rôti de biche cuisiné sans matière grasse.
Émincez 150 g de carotte, faites cuire à la vapeur et servez avec 100 g de compote de poire tiède. Préparez le dessert avec 200 ml de lait écrémé, 30 g de riz rond, un édulcorant de synthèse et 1 pointe de cannelle.

Ce repas vous apporte 500 à 550 kcal

N°26

✓ Courgette râpée à la menthe
✓ Gigot d'agneau
✓ Haricots blancs à l'huile d'olive
✓ Yaourt à 0 % MG
✓ Poêlée de pomme-poire au miel et gingembre

Râpez 100 g de courgette, arrosez d'un yaourt à 0 % MG mélangé avec 10 feuilles de menthe hachées.
Consommez 2 fines tranches de gigot d'agneau (100 g) cuit sans matière grasse. Prévoyez 150 g de haricots blancs cuits sans matière grasse, et ajoutez au moment de servir 1 cuillerée à café d'huile d'olive.
Dans une poêle, faites revenir un quart de pomme en morceaux (75 g), une moitié de poire en morceaux (75 g), avec 1 cuillerée à café de miel et une pointe de gingembre.

Ce repas vous apporte 600 à 650 kcal

N°27

- ✓ Coleslow
- ✓ Rognons aux champignons
- ✓ Riz
- ✓ Poire pochée à la vanille

Mélangez 50 g de chou blanc finement émincé, 50 g de carotte râpée, 100 g de fromage blanc à 0 % MG, du persil et de la coriandre.

Cuisinez 100 g de rognons de veau avec 100 g de champignons (girolles) et un fond de veau.

Consommez 200 g de riz en y ajoutant 1 cuillerée à café d'huile de noisette.

Faites pocher une poire moyenne (150 g) dans de l'eau vanillée.

Ce repas vous apporte 500 à 550 kcal

N°28

- ✓ Tomate vinaigrette
- ✓ Rôti de veau
- ✓ Salsifis
- ✓ Pain (20 à 40 g)
- ✓ Flan à la pomme et à la cannelle

Assaisonnez une tomate (100 g) avec une vinaigrette préparée avec 1 cuillerée à café d'huile.

Consommez 100 g de rôti de veau cuisiné sans matière grasse.

Prévoyez 120 g de salsifis.

Préparez le flan avec 100 ml de lait écrémé, 1 œuf, 100 g de pomme râpée et 1 pointe de cannelle.

Ce repas vous apporte 600 à 650 kcal

N° 29

✓ Asperges mayonnaise au fromage blanc à 0 % MG
✓ Saint-Jacques à la fondue de poireaux
✓ Pain (20 à 40 g)
✓ Salade de raisins frais et secs

Faites cuire 150 g d'asperges, préparez une mayonnaise avec 1 jaune d'œuf et 100 g de fromage blanc à 0 % MG.
Cuisinez 150 g de noix de Saint-Jacques avec 200 g de poireaux, 25 g de crème fraîche allégée, 1 cuillerée à café d'huile de noisette.
Préparez le dessert avec 100 g de raisin frais que vous pouvez épépiner et peler et 20 g de raisins secs trempés dans 1 cuillerée à café de rhum.

Ce repas vous apporte 600 à 650 kcal

N° 30

✓ Endives au bleu
✓ Poêlée de foies de volaille
✓ Chou-fleur sauce au curry
✓ Pain (20 à 40 g)
✓ Compote de pomme en soufflé

Coupez finement 100 g d'endives, ajoutez 30 g de bleu et utilisez 1 cuillerée à café d'huile pour l'assaisonnement.
Faites revenir 100 g de foies de volaille avec 1 gousse d'ail et 1 petite échalote. Faites cuire 200 g de chou-fleur, préparez la sauce en mélangeant 50 g de fromage blanc à 0 % MG avec du curry. Mélangez à 120 g de compote de pommes et 1 blanc d'œuf en neige ferme et un édulcorant, faites cuire à feu doux au four.

Ce repas vous apporte 600 à 650 kcal

N° 31

✓ Tranches de concombre au fromage frais au curry
✓ Blanquette de poisson
✓ Riz
✓ Soupe de fruits rouges

Coupez 100 g de concombre en tranches de 5 mm, mélangez 60 g de Petit-Suisse à 0 % MG avec du curry et une pointe de sel, répartissez sur les tranches de concombre.
Préparez la blanquette avec 150 g de poisson, 1 petite carotte (20 à 30 g), 50 g de poireau, 1/2 oignon, 25 g de crème fraîche allégée.
Consommez 150 g de riz cuit.
Faites une crème anglaise avec 125 ml de lait écrémé, 1 jaune d'œuf et de l'édulcorant de synthèse. Ajoutez 150 g de fruits rouges (frais ou surgelés).

Ce repas vous apporte 550 à 600 kcal

N° 32

✓ Quenelles de foie
✓ Salade verte vinaigrette
✓ Yaourt à 0 % MG
✓ Compote pomme et prune

Préparez les quenelles avec 1 œuf, 30 à 40 g de farine, 80 g de foie mixé, du sel, du poivre, du persil, 1/2 échalote, à l'aide de 2 cuillères à café, glissez de la pâte dans de l'eau bouillante et faites les pocher.
Assaisonnez 50 g de salade verte avec une vinaigrette préparée avec 1 cuillerée à café d'huile.
Consommez 120 à 150 g de compote sans sucre ajouté.

Ce repas vous apporte 500 à 550 kcal

N° 33

- ✓ Champignons crus citronnés vinaigrette
- ✓ Pavé de biche
- ✓ Purée de pomme de terre à la compote de pomme
- ✓ Île flottante au coulis de mangue

Émincez 100 g de champignons crus, arrosez d'une vinaigrette préparée avec 1 cuillerée à café d'huile.
Consommez 100 à 120 g de pavé de biche.
Mélangez 150 g de purée de pomme de terre avec 100 g de compote de pomme sans sucre.
Faites l'île flottante avec 125 ml de lait écrémé, 1 œuf, un édulcorant de synthèse et 100 g de mangue mixée.

Ce repas vous apporte 550 à 600 kcal

N° 34

- ✓ Couscous au poulet
- ✓ Salade verte vinaigrette
- ✓ Petit-Suisse à 0 % MG (60 g)
- ✓ Carpaccio d'orange à la cannelle

Prévoyez pour le couscous 150 g de semoule cuite, 150 à 200 g de légumes, un morceau de poulet de 120 à 150 g sans la peau.
Assaisonnez 50 g de salade verte avec une vinaigrette préparée avec 1 cuillerée à café d'huile.
Consommez 150 à 200 g de carpaccio à l'orange.

Ce repas vous apporte 550 à 600 kcal

N° 35

- ✓ Salade verte au pamplemousse
- ✓ Magrets de canard aux navets
- ✓ Semoule au lait et coulis de fruits rouges

Assaisonnez 50 g de salade verte et la chair de 1/2 pamplemousse avec 1 cuillerée à café d'huile.
Prenez 50 g de magret de canard fumé dégraissé, 80 g de magret de canard frais, 150 g de navet à la vapeur.
Faites cuire 20 g de semoule dans 125 ml de lait écrémé, ajoutez un édulcorant de synthèse, arrosez avec un coulis de fruits rouges sans sucre (100 ml).

Ce repas vous apporte 500 à 550 kcal

N° 36

- ✓ Tomate vinaigrette
- ✓ Chili con carne
- ✓ Fromage blanc à 0 % MG (100 g)
- ✓ Papillote de pomme/poire/banane

Assaisonnez une tomate (100 g) avec une vinaigrette préparée avec 1 cuillerée à café d'huile.
Cuisinez 100 g de bœuf haché avec 150 g de haricots rouges cuits, 50 g d'oignon, 100 g de coulis de tomate.
Placez dans la papillote 1/3 de pomme (50 g), 1/2 poire (50 g), 1/3 de banane (50 g), citronnez avant de faire cuire.

Ce repas vous apporte 550 à 600 kcal

N° 37

- ✓ Betteraves cuites vinaigrette
- ✓ Flétan au curry
- ✓ Poêlée de poivron/chou-fleur/haricots verts
- ✓ Yaourt à 0 % MG
- ✓ Carottes et pommes râpées à la vanille et à la cannelle

Assaisonnez 80 à 100 g de betteraves avec une vinaigrette préparée avec 1 cuillerée à café d'huile.
Faites cuire 150 g de flétan dans un court-bouillon au curry.
Consommez 200 g de poêlée cuisinée sans matière grasse.
Râpez 1/3 de pomme (100 g) avec 50 g de carottes, citronnez, ajoutez vanille et cannelle.

Ce repas vous apporte 500 à 550 kcal

N° 38

- ✓ Carottes râpées vinaigrette
- ✓ Rôti de porc
- ✓ Purée de pois cassés
- ✓ Fromage blanc à 0 % MG (100 g)
- ✓ Compote de pomme/framboise

Assaisonnez 80 à 100 g de carottes râpées avec une vinaigrette préparée avec 1 cuillerée à café d'huile.
Consommez 100 g de rôti de porc dans le filet cuisiné sans matière grasse.
Prévoyez 150 g de purée de pois cassés.
Prenez 120 à 150 g de compote sans sucre ajouté.

Ce repas vous apporte 600 à 650 kcal

N° 39

- ✓ Salade de pâtes à la tomate
- ✓ Filet de truite aux baies roses
- ✓ Poireaux émincés
- ✓ Pain (20 à 40 g)
- ✓ Carré demi-sel au poivre noir
- ✓ Salade d'ananas aux litchis

Faites l'entrée avec 50 g de pâtes cuites, 1 tomate (100 g) et une vinaigrette préparée avec 1 cuillerée à café d'huile.
Faites cuire au four 150 g de filet de truite avec des baies roses. Faites cuire 200 g de poireaux émincés à la vapeur. Ajoutez à 20 g de fromage demi-sel, 1/2 cuillerée à café de poivre noir concassé. Faites la salade de fruits avec 100 g d'ananas et 100 g de litchis épluchés.

Ce repas vous apporte 600 à 650 kcal

N° 40

- ✓ Concombre râpé vinaigrette aux crevettes
- ✓ Dinde au citron vert
- ✓ Courgettes à la tomate
- ✓ Pain (20 à 40 g)
- ✓ Crème persane (une part)

Mélangez 100 g de concombre râpé avec 50 g de crevettes décortiquées, assaisonnez avec 1 cuillerée à café d'huile.
Faites cuire 100 à 120 g de filet de dinde avec le jus d'un citron vert et son zeste haché. Consommez 200 à 250 g de courgettes à la tomate cuisinées sans matière grasse. Faites deux parts de crème avec 250 ml de lait écrémé, 40 g de tapioca, 1 blanc d'œuf en neige et de l'édulcorant de synthèse.

Ce repas vous apporte 500 à 550 kcal

N° 41

- ✓ Betterave crue râpée vinaigrette
- ✓ Poulet à la moutarde et à l'estragon
- ✓ Pâtes au parmesan
- ✓ Banane aux litchis

Râpez 80 à 100 g de betterave crue, assaisonnez avec une vinaigrette préparée avec 1 cuillerée à café d'huile.
Enduisez un morceau de poulet avec de la moutarde et de l'estragon frais, faites cuire au four.
Consommez 150 g de pâtes cuites, parsemées de 20 g de parmesan râpé.
Émincez 1/3 de banane (50 g) avec 100 g de litchis épluchés.

Ce repas vous apporte 550 à 600 kcal

N° 42

- ✓ Endives vinaigrette
- ✓ Caille aux raisins
- ✓ Haricots verts
- ✓ Pomme de terre boulangère
- ✓ Glace à la mangue

Coupez 100 g d'endives, assaisonnez avec une vinaigrette préparée avec 1 cuillerée à café d'huile.
Faites cuire une caille avec 50 g de grains de raisins pelés et épépinés.
Consommez 100 g de haricots verts
Cuisinez 100 g de pomme de terre boulangère sans matière grasse.
Préparez la glace avec 100 g de fromage blanc à 0 % MG et 100 g de mangue mixée.

Ce repas vous apporte 500 à 550 kcal

N°43

- ✓ Salade verte
- ✓ Hachis de volaille à la purée de potiron et de pommes de terre
- ✓ Fromage blanc à 0%MG (100 g)
- ✓ Emincé de mangue et de litchee à la rose

Préparez une purée avec 150 g de potiron et 150 g de pomme de terre, ajoutez 100 g de blanc de volaille haché. Prendre 50 g de salade verte, assaisonnez avec une vinaigrette préparée avec 1 cuillère à café d'huile.
Coupez finement 75 g de mangue et 50 g de litchee, arrosez d'une cuillère à café d'eau de rose.

Ce repas vous apporte 450 à 500 kcal

N°44

- ✓ Mâche et betterave crue râpée
- ✓ Eminçé de canard à la figue
- ✓ Pâtes
- ✓ Petit-Suisse à 0% de MG (60 g)
- ✓ Ananas à l'amande amère

Mélangez 50 g de mâche avec 50 g de betterave crue râpée, arrosez d'une vinaigrette préparée avec une cuillère à café d'huile.
Cuisinez 100 g de magret de canard sans la peau avec une belle figue fraîche (100 g) coupée en dés.
Détaillez 150 g d'ananas frais en rondelles, arrosez d'une cuillère à café d'amande amère.

Ce repas vous apporte 450 à 500 kcal

N°45

✓ Chou rouge et chou blanc râpés
✓ Limande en papillote
✓ Riz et endives
✓ Pain (20 g)
✓ 1 carré demi-sel
✓ Kaki

Assaisonnez les choux râpés d'une vinaigrette faite avec une cuillère à café d'huile.
Enfermez dans une papillote 200 g de filets de limande avec 10 g de crème à 15% de MG, un peu de fumet de poisson et du persil.
Prévoyez 100 g de riz cuit et 150 d'endive.
Consommez un kaki de 100 g environ.

Ce repas vous apporte 550 à 600 kcal

N°46

✓ Demi-pamplemousse
✓ Pot-au-feu de lapin
✓ Semoule au lait

Cuisinez deux râbles de lapin (120 g) avec 50 g de carottes, 50 g de navets, 100 g de poireaux, et un fond de volaille
Prévoyez 20 g de semoule, 150 ml de lait écrémé, un peu de vanille et un édulcorant à ajouter en fin de cuisson.

Ce repas vous apporte 450 à 500 kcal

N°47

- ✓ Salade de concombre
- ✓ Escalope de veau à la crème
- ✓ Champignons au poivre vert
- ✓ Pain (40 g)
- ✓ Bleu (30 g)
- ✓ Pomme au four

Assaisonnez 100 g de concombre émincé avec une vinaigrette préparée avec une cuillère à café d'huile.
Arrosez une escalope de veau de 100 g cuite sans matière grasse de 20 g de crème fraîche à 15% de MG.
Faites cuire 150 g de champignons avec 1 petite tomate (100 g), 2 cuillères à soupe de vin blanc, 1 cuillère à soupe de citron, 1 cuillère à café de poivre vert et du persil.

Ce repas vous apporte 600 à 650 kcal

N°48

- ✓ Carottes râpées
- ✓ Poulet à l'orange et à l'estragon
- ✓ Blé
- ✓ Fromage blanc à 0% de MG (100 g)
- ✓ Salade de poire et de kiwi

Assaisonnez les carottes d'une vinaigrette préparée avec une cuillère à café d'huile.
Faites cuire 100 g de poulet sans la peau avec de l'estragon et le jus d'une orange.
Consommez 150 g de blé cuit.
Emincez une petite poire (75 g) avec un kiwi (75 g).

Ce repas vous apporte 550 à 600 kcal

N° 49

✓ Salade de tomate
✓ Poulet aux fruits exotiques
✓ Riz
✓ Petit-Suisse à 0% de MG (60 g)
✓ Pomme

Coupez une tomate (150 g) en tranches fines, assaisonnez-la avec une vinaigrette faite avec une cuillère à café d'huile.
Cuisinez 100 g de filet de poulet avec 50 g d'ananas, un tiers de banane (50 g), un citron vert et une pointe de couteau de curry.
Consommez 150 g de riz cuit.

Ce repas vous apporte 450 à 500 kcal

N° 50

✓ Panais râpés
✓ Eminçé de dinde à la mangue
✓ Mélange de céréales
✓ Crème pâtissière mousseuse au café

Assaisonnez 50 g de panais avec une vinaigrette préparée avec une cuillère à café d'huile.
Cuisinez 100 g de blanc de dinde avec 100 g de mangue en dés, un fond de volaille et un peu de cannelle.
Faites cuire un mélange de blé, d'épeautre et de seigle, consommez-en une portion de 150 g cuite.
Préparez la crème pâtissière avec100 ml de lait écrémé mélangé à 8 g de Maïzena, une cuillère à café de café soluble, un édulcorant et un demi-blanc d'œuf battu en neige.

Ce repas vous apporte 500 à 650 kcal

N° 51

✓ Salade de mâche
✓ Papillote de saumon à la poire
✓ Râpé de carottes et de pommes de terre à la vapeur
✓ Fromage blanc à 0% de MG (100 g)

Assaisonnez 50 g de mâche avec une vinaigrette préparée avec une cuillère à café d'huile.
Faites cuire 100 g de pavé de saumon avec une poire épluchée et coupée en tranches.
Râpez 100 g de carottes et 150 g de pommes de terre, faites-les cuire à la vapeur.

Ce repas vous apporte 550 à 600 kcal

N° 52

✓ Salade de tomates
✓ Filet mignon de porc à l'orange
✓ Pâtes (100 g cuites)
✓ Carottes (100 g)
✓ Milk shake à la mangue

Coupez une belle tomate en tranches, arrosez-la avec une cuillère à café d'huile d'olive.
Faites cuire 100 g de filet de porc avec les quartiers d'une orange pelée à vif.
Mixez un yaourt à 0% de MG avec deux glaçons et 100 g de mangue.

Ce repas vous apporte 450 à 500 kcal

Menus
Automne-Hiver

Les dîners

N° 1

✓ Soufflé au gruyère
✓ Salade verte vinaigrette
✓ Petit-Suisse à 0 % MG (60 g)
✓ Mousse à la banane

Préparez le soufflé avec 100 ml de lait écrémé, 10 g de Maïzena, 1 œuf et 30 g de gruyère râpé.
Assaisonnez 50 g de salade verte avec une vinaigrette préparée avec 1 cuillerée à café d'huile.
Faites la mousse avec 75 g de banane mixée avec le jus de 1/2 citron, incorporez 1 blanc d'œuf en neige ferme.

Ce repas vous apporte 450 à 500 kcal

N° 2

✓ Croque-monsieur
✓ Salade verte vinaigrette
✓ Fromage blanc à 0 % MG (100 g)
✓ Banane en papillote

Prenez 2 tranches de pain de mie (2 x 20 g), 60 g de jambon blanc, 30 g de gruyère râpé, faites cuire au four sans matière grasse.
Assaisonnez 50 g de salade verte avec une vinaigrette préparée avec 1 cuillerée à café d'huile.
Faites cuire en papillote une petite banane (100 g).

Ce repas vous apporte 500 à 550 kcal

N° 3

✓ Flan d'épinards
✓ Salade verte
✓ Fromage blanc à 0 % MG (100 g)
✓ Taboulé d'agrumes à la menthe

Préparez le flan avec 200 g d'épinards hachés, 1 œuf, 100 ml de lait écrémé et 25 g de crème fraîche allégée.
Assaisonnez 50 g de salade verte avec une vinaigrette préparée avec 1 cuillerée à café d'huile.
Pour le taboulé, comptez 12 à 13 g de semoule crue, 1/2 orange, 1/4 de pamplemousse, 1/2 citron vert, 5 ou 6 feuilles de menthe et, éventuellement, de l'édulcorant.

Ce repas vous apporte 450 à 500 kcal

N° 4

✓ Endives gratinées au jambon
✓ Pain (20 à 40 g)
✓ Pomme râpée à la cannelle

Enveloppez 2 belles endives (250 g), avec 2 fines tranches de jambon blanc (2 x 40 g), faites une béchamel avec 50 ml de lait écrémé et 5 g de Maïzena. Faites gratiner avec 30 g de gruyère râpé.
Râpez 1 pomme (150 g) et saupoudrez-la de cannelle.

Ce repas vous apporte 500 à 550 kcal

N° 5

- ✓ Soufflé aux champignons
- ✓ Salade verte vinaigrette
- ✓ Pain (20 à 40 g)
- ✓ Fromage à 0 % MG (100 g)
- ✓ Salade de pomme aux céréales

Préparez le soufflé avec 100 ml de lait écrémé, 1 œuf, 10 g de Maïzena, 100 g de champignons cuits mixés.
Assaisonnez 50 g de salade verte avec une vinaigrette préparée avec 1 cuillerée à café d'huile.
Mélangez 3 quartiers de pomme (100 g), 10 à 15 g de raisins secs, 2 cuillerées à soupe de jus de citron, 1 pointe de cannelle, et 15 à 20 g de pétales de maïs complet. Ajoutez éventuellement de l'édulcorant.

Ce repas vous apporte 500 à 550 kcal

N° 6

- ✓ Taboulé au crabe et aux agrumes
- ✓ Fromage blanc à 0 % MG (100 g)
- ✓ Compote de pomme et de poire à la muscade

Préparez le taboulé avec 25 g de semoule crue, 100 g de miettes de crabe, 1/2 pamplemousse, 1/2 orange, 1 tomate (100 g), 1/2 citron, 5 ou 6 feuilles de menthe, 3 ou 4 brins de persil, 1 cuillerée à café d'huile d'olive.
Prenez 150 g de compote sans sucre ajouté.

Ce repas vous apporte 450 à 500 kcal

N° 7

✓ Avocat aux crevettes mayonnaise au fromage blanc à 0 % MG
✓ Pain (20 à 40 g)
✓ Salade de fruits frais

Mélangez 100 g d'avocat avec 100 g de crevettes cuites et 50 g de salade verte. Faites une mayonnaise avec 1 jaune d'œuf et 100 g de fromage blanc à 0 % MG.
Consommez 150 à 200 g de salade de fruits frais sans sucre ajouté.

Ce repas vous apporte 500 à 550 kcal

N° 8

✓ Chou-fleur et œufs durs béchamel gratinés
✓ Salade verte vinaigrette
✓ Fruits exotiques au thé à la vanille

Recouvrez 200 g de chou-fleur cuit et 2 œufs durs avec la béchamel préparée avec 100 ml de lait écrémé et 10 g de Maïzena. Saupoudrez avec 20 g de gruyère râpé pour gratiner.
Assaisonnez 50 g de salade verte avec une vinaigrette préparée avec 1 cuillerée à café d'huile.
Mélangez 200 g de fruits exotiques (mangue, ananas, litchis, carambole) avec 50 ml de thé à la vanille.

Ce repas vous apporte 500 à 550 kcal

N° 9

✓ Champignons crus vinaigrette
✓ Œufs brouillés
✓ Côtes de bettes béchamel gratinées
✓ Kiwi et banane citronnés

Émincez 100 g de champignons crus, citronnez-les et arrosez de vinaigrette préparée avec 1 cuillerée à café d'huile.
Comptez 2 œufs pour la brouillade.
Prenez 200 g de bettes, recouvrez-les de béchamel faite avec 100 ml de lait écrémé, 10 g de Maïzena, et faites gratiner avec 20 g de gruyère râpé.
Pour le dessert, prévoyez 100 g de kiwi émincé, 1/3 de banane (50 g) et le jus de 1/2 citron.

Ce repas vous apporte 500 à 550 kcal

N° 10

✓ Chou au gingembre
✓ Jambon de dinde
✓ Pain (20 à 40 g)
✓ Yaourt à 0 % MG
✓ Salade d'ananas aux figues

Mélangez 200 g de chou blanc cru râpé, 5 à 10 g d'amandes en poudre, 1 pointe de piment, 1 petit morceau de gingembre frais râpé, du persil, 1 cuillerée à soupe de vinaigre et 1 cuillerée à café d'huile.
Prenez 100 g de jambon de dinde.
Préparez la salade de fruits avec 100 g d'ananas, 1 petite figue fraîche (40 g) et 20 g de figue sèche.

Ce repas vous apporte 400 à 450 kcal

N° 11

- ✓ Potage au potiron
- ✓ Œufs en gelée
- ✓ Macédoine vinaigrette
- ✓ Fromage blanc à 0 % MG (100 g)
- ✓ Clémentines (2 ou 3)

Préparez le potage avec 100 g de potiron, 50 g de poireau, 50 g de pomme de terre, 1/2 oignon, et ajoutez 1/2 yaourt à 0 % MG avant de servir.
Assaisonnez 100 g de macédoine de légumes avec une vinaigrette préparée avec 1 cuillerée à café d'huile.

Ce repas vous apporte 500 à 550 kcal

N° 12

- ✓ Gratin de fruits de mer
- ✓ Blé
- ✓ Salade verte vinaigrette
- ✓ Compote pomme banane

Préparez le gratin avec 120 g de cocktail de fruits de mer, 100 ml de coulis de tomate et 30 g de gruyère râpé.
Consommez 150 g de blé cuit.
Assaisonnez 50 g de salade verte avec une vinaigrette préparée avec 1 cuillerée à café d'huile.
Faites la compote avec 3 quartiers de pomme (100 g) et 1/3 de banane (50 g).

Ce repas vous apporte 500 à 550 kcal

N° 13

✓ Potage poireau et pomme de terre
✓ Flan au thon
✓ Salade verte vinaigrette
✓ Fruits d'automne à la cannelle

Préparez le potage avec 100 g de poireau et 100 g de pomme de terre.
Pour le flan, prenez 100 ml de lait écrémé, 1 œuf et 60 g de thon au naturel.
Assaisonnez 50 g de salade verte avec une vinaigrette préparée avec 1 cuillerée à café d'huile.
Mélangez 1/2 pomme (100 g), 1/2 poire (75 g), 1 petite figue, 2 cuillerées à soupe de jus d'orange, 4 cerneaux de noix fraîches et 1 pointe de cannelle.

Ce repas vous apporte 500 à 550 kcal

N° 14

✓ Riz aux abricots secs et aux épices
✓ Tomate et salade verte au tofu vinaigrette
✓ Petit-Suisse à 0 % MG (60 g)
✓ Carpaccio d'ananas à la fleur d'oranger

Faites cuire 50 g de riz avec 25 à 30 g d'abricots secs, 2 cuillerées à soupe de jus de citron, de l'ail, du thym, du curry et de la cardamome.
Mélangez 100 g de tomate, 50 g de salade verte, 100 g de tofu. Assaisonnez avec une vinaigrette préparée avec 1 cuillerée à café d'huile. Consommez 150 g de carpaccio d'ananas.

Ce repas vous apporte 450 à 500 kcal

N° 15

- ✓ Chou-fleur cuit vinaigrette
- ✓ Blanc de volaille poché au curry
- ✓ Purée de haricots verts et de pommes de terre
- ✓ Yaourt à 0 % MG
- ✓ Clémentines à la vanille

Assaisonnez 100 g de chou-fleur cuit avec une vinaigrette préparée avec 1 cuillerée à café d'huile.

Faites pocher 100 g de blanc de volaille avec du curry.

Préparez la purée avec 150 g de haricots verts et 100 g de pomme de terre.

Pelez à vif 3 clémentines, ajoutez de l'extrait de vanille et éventuellement un édulcorant.

Ce repas vous apporte 400 à 450 kcal

N° 16

- ✓ Gratin franc-comtois
- ✓ Salade verte vinaigrette
- ✓ Brochette de fruits frais

Pour préparer le gratin, alternez des couches de rondelles de pomme de terre (150 g) avec 60 g de jambon cru coupé en très fines tranches, et 40 g de comté râpé.

Assaisonnez 50 g de salade verte avec une vinaigrette préparée avec 1 cuillerée à café d'huile.

Enfilez sur une brochette un gros quartier de pomme (50 g), 1/2 poire (50 g), 1/3 de banane (50 g) et 1/2 kiwi (50 g).

Ce repas vous apporte 600 à 650 kcal

N° 17

✓ Potage au poulet et aux vermicelles
✓ Tarte aux carottes
✓ Salade verte vinaigrette
✓ Salade de banane à la mandarine

Dans 300 ml de bouillon de volaille, réchauffez 50 g de morceaux de poulet cuit et faites cuire 15 g de vermicelles crus.
Faites une pâte à tarte avec 25 à 30 g de farine, 25 g de fromage blanc à 0 % MG (pour un moule de 12 ou 14 cm de diamètre), garnissez la pâte avec 100 g de carottes cuites, 1/2 œuf, et 50 ml de lait écrémé.
Assaisonnez 50 g de salade verte avec une vinaigrette préparée avec 1 cuillerée à café d'huile.
Préparez la salade de fruits avec 1/3 de banane (50 g) et 2 clémentines.

Ce repas vous apporte 500 à 550 kcal

N° 18

✓ Galettes de pomme de terre
✓ Salade verte vinaigrette
✓ Petit-Suisse à 0 % MG (120 g)
✓ Litchis à la rose

Préparez les galettes avec 200 g de pomme de terre râpée, 1 œuf, persil, ciboulette, sel, muscade, faites-les cuire dans une poêle à revêtement antiadhésif.
Assaisonnez 50 g de salade verte avec une vinaigrette préparée avec 1 cuillerée à café d'huile.
Arrosez 150 g de litchis épluchés avec 2 cuillerées à soupe d'eau de rose.

Ce repas vous apporte 450 à 500 kcal

N° 19

- ✓ Épinards et œufs durs béchamel
- ✓ Pain (20 à 40 g)
- ✓ Gouda (30 g)
- ✓ Poire

Recouvrez 200 g d'épinards entiers ou hachés cuits et 2 œufs durs avec la béchamel préparée avec 100 ml de lait écrémé et 10 g de Maïzena.
Prenez une petite poire de 150 g.

Ce repas vous apporte 500 à 550 kcal

N° 20

- ✓ Galette de légumes
- ✓ Salade verte vinaigrette
- ✓ Tarte à la pomme et à la poire (une pièce)

Râpez 100 g de carotte, 50 g de céleri boule, coupez finement 50 g de poireau, ajoutez 1 œuf battu et faites cuire dans une poêle à revêtement antiadhésif.
Assaisonnez 50 g de salade verte avec une vinaigrette préparée avec 1 cuillerée à café d'huile.
Faites une pâte à tarte avec 60 g de farine, 50 g de fromage blanc à 0 % MG (pour deux moules de 12 à 14 cm de diamètre), garnissez cette pâte avec 300 g de pomme et de poire mélangés à 1 œuf battu et 100 ml de lait écrémé. Ajoutez éventuellement de l'édulcorant thermostable.

Ce repas vous apporte 450 à 500 kcal

N°21

✓ Croque à l'italienne
✓ Salade verte vinaigrette
✓ Omelette aux fruits

Préparez le croque avec 2 tranches de pain de mie (2 x 20 g), 1 tomate (100 g) et 50 g de mozzarella allégée.
Assaisonnez 50 g de salade verte avec une vinaigrette préparée avec 1 cuillerée à café d'huile.
Mélangez 100 ml de lait écrémé avec 1 œuf, 1/2 poire (50 g), 1 gros quartier de pomme (50 g), 1/3 de banane (50 g) et faites cuire dans une poêle à revêtement antiadhésif.

Ce repas vous apporte 450 à 500 kcal

N°22

✓ Potage cocotte
✓ Toast au camembert, à la pomme et à la cannelle
✓ Salade verte vinaigrette
✓ Figues fraîches

Faites dissoudre dans 300 ml d'eau chaude 1/3 de cube de bouillon de volaille dégraissé, puis battez-y 1 œuf avec du persil frais.
Pour les toasts, utilisez 2 tranches de pain de mie, 40 g de camembert, 1/2 pomme et 1 pointe de cannelle. Faites dorer au four.
Assaisonnez 50 g de salade verte avec une vinaigrette préparée avec 1 cuillerée à café d'huile.
Prévoyez 2 petites figues fraîches (100 à 150 g).

Ce repas vous apporte 500 à 550 kcal

N° 23

- ✓ Salade de pissenlit au jambon et à l'œuf
- ✓ Fromage blanc à 0 % MG (100 g)
- ✓ Roulés à la compote de pomme

Mélangez 100 g de pissenlit avec 50 g de dés de jambon maigre et 1 œuf dur, assaisonnez avec une vinaigrette préparée avec 1 cuillerée à café d'huile.
Utilisez 2 feuilles de bricks, recouvrez-les de 120 g de compote de pomme, pliez-les en 4 et faites-les cuire à four doux.

Ce repas vous apporte 500 à 550 kcal

N° 24

- ✓ Salade de tomate et d'endive
- ✓ Omelette aux crevettes et persil
- ✓ Céleri râpé à la vapeur
- ✓ Pain (20 à 40 g)
- ✓ Fromage blanc à 0 % MG (100 g)
- ✓ Émincé de pomme et de poire au citron et à la fleur d'oranger

Émincez 1/2 endive (50 g) et 1 tomate (100 g), assaisonnez avec une vinaigrette préparée avec 1 cuillerée à café d'huile.
Préparez l'omelette avec 1 œuf et 50 g de crevettes décortiquées, ajoutez du persil et 3 à 4 cuillerées à soupe de lait écrémé.
Faites cuire à la vapeur 150 g de céleri râpé.
Consommez 150 g d'émincé de fruits.

Ce repas vous apporte 500 à 550 kcal

N° 25

- ✓ Fondue de légumes crus à la sauce yaourt
- ✓ Crevettes bouquet
- ✓ Tarte aux prunes (une pièce)

Taillez en bâtonnets 200 à 250 g de légumes crus, que vous tremperez dans une sauce au yaourt : battez un yaourt à 0 % MG avec 50 ml de lait écrémé, aromatisez avec les herbes ou les épices de votre choix.

Prévoyez 100 g de crevettes décortiquées, soit environ 200 g non décortiquées.

Faites une pâte à tarte avec 60 g de farine et 50 g de fromage blanc à 0 % MG (pour 2 moules de 12 à 14 cm de diamètre), garnissez-les avec 200 à 240 g de prunes coupées en morceaux, 1 œuf battu, 100 ml de lait écrémé et un peu d'édulcorant de synthèse.

Ce repas vous apporte 450 à 500 kcal

N° 26

- ✓ Cocotte de thon
- ✓ Semoule vapeur
- ✓ Salade verte aux copeaux de parmesan
- ✓ Banane en papillote

Dans une cocotte, faites cuire 100 g de thon avec 1/2 tomate et 1/2 poivron, ajoutez du thym et du romarin.

Consommez 150 g de semoule cuite.

Assaisonnez 50 g de salade verte avec une vinaigrette préparée avec 1 cuillerée à café d'huile, ajoutez 20 g de copeaux de parmesan.

Faites cuire dans une feuille de papier sulfurisé 1 petite banane (100 g).

Ce repas vous apporte 450 à 500 kcal

N° 27

✓ Tarte aux deux saumons (une pièce)
✓ Salade verte vinaigrette
✓ Glace aux myrtilles

Faites une pâte à tarte avec 60 g de farine et 50 g de fromage blanc à 0 % MG, étalez dans 2 moules de 12 à 14 cm de diamètre, garnissez la pâte avec 100 g de saumon frais, 60 g de saumon fumé, 1 œuf et 200 ml de lait écrémé.
Assaisonnez 50 g de salade verte avec une vinaigrette préparée avec 1 cuillerée à café d'huile.
Mixez 150 g de myrtilles surgelées avec 100 g de fromage blanc à 0 % MG.

Ce repas vous apporte 500 à 550 kcal

N° 28

✓ Potage à la japonaise
✓ Riz à l'orange et aux noix

Faites dissoudre 1/3 de cube de bouillon de bœuf dégraissé dans 300 à 400 ml d'eau, ajoutez 60 g de bâtonnets de crabe ou de miettes de crabe, 100 g de bœuf maigre cuit, 60 g de pousses de soja, 20 g de champignons noirs séchés et 1 cuillerée à café de sauce de soja.
Faites cuire 20 g de riz rond, mélangez avec 150 g de quartiers d'orange pelées à vif et 10 g de cerneaux de noix fraîches hachés.

Ce repas vous apporte 450 à 500 kcal

N°29

✓ Gougère au fromage
✓ Salade verte vinaigrette
✓ Fromage blanc à 0 % MG
✓ Compote de pomme rhubarbe

Faites une pâte à chou avec 1 œuf, 60 ml d'eau, 5 g de beurre, 25 g de farine et ajoutez 40 g de gruyère râpé.
Assaisonnez 50 g de salade verte avec une vinaigrette préparée avec 1 cuillerée à café d'huile.
Consommez 100 g de fromage blanc à 0 % MG, que vous pouvez mélanger à 150 g de compote pomme rhubarbe sans sucre ajouté.

Ce repas vous apporte 550 à 600 kcal

N°30

✓ Céréales à la tomate
✓ Salade verte vinaigrette
✓ Fromage blanc à 0 % MG (100 g)
✓ Kiwis

Mélangez 200 g de céréales cuites (blé, orge, avoine, flocons de soja) à 200 g de tomates cuites.
Assaisonnez 50 g de salade verte avec une vinaigrette préparée avec 1 cuillerée à café d'huile.
Prenez 1 ou 2 kiwis selon leur grosseur (200 g).

Ce repas vous apporte 450 à 500 kcal

N° 31

- ✓ Tarte aux poireaux (une pièce)
- ✓ Salade verte vinaigrette
- ✓ Fromage blanc à 0 % MG (100 g)
- ✓ Compote de pomme ananas

Faites une pâte à tarte avec 60 g de farine et 50 g de fromage blanc à 0 % MG, étalez-la dans 2 moules de 12 à 14 cm de diamètre et garnissez-les avec 400 g d'émincé de poireaux cuits mélangés à 1 œuf battu dans 100 ml de lait écrémé.
Prenez 150 g de compote de pomme-ananas sans sucre ajouté.

Ce repas vous apporte 400 à 450 kcal

N° 32

- ✓ Brocolis vapeur
- ✓ Jambon blanc
- ✓ Salade d'endives
- ✓ Pain (20 à 40 g)
- ✓ Camembert (30 g)
- ✓ Salade d'ananas et litchis

Consommez 200 g de brocolis cuits.
Comptez 2 tranches de jambon blanc dégraissé (100 g).
Émincez 100 g d'endives et assaisonnez-les avec une vinaigrette préparée avec 1 cuillerée à café d'huile.
Mélangez 100 g d'ananas avec 100 g de litchis épluchés.

Ce repas vous apporte 500 à 550 kcal

N° 33

✓ Rôti de veau
✓ Brocolis et chou-fleur à la vapeur
✓ Pain (20 à 40 g)
✓ Bleu de Bresse (30 g)
✓ Clémentines (2 ou 3)

Prenez 2 tranches de rôti de veau (100 g) sans matière grasse. Faites cuire 150 à 200 g de légumes à la vapeur et ajoutez-leur 1 cuillerée à café d'huile de noisette par exemple.

Ce repas vous apporte 550 à 600 kcal

N° 34

✓ Potage de légumes sans pomme de terre
✓ Colin froid
✓ Artichaut
✓ Sauce yaourt à l'huile d'olive
✓ Pain (20 à 40 g)
✓ Salade de poire et de clémentines

Prenez une belle assiettée de potage de légumes (250 à 300 ml). Comptez 100 à 120 g de colin froid.
Préparez la sauce avec 1 yaourt à 0 % MG, 1 cuillerée à café d'huile d'olive, 1/2 cuillerée à café de moutarde, du sel et du poivre.
Mélangez 100 g de poire émincée avec 100 g de clémentines pelées à vif.

Ce repas vous apporte 400 à 450 kcal

N° 35

- ✓ Salade de pomme de terre au thon, sauce yaourt
- ✓ Salade verte vinaigrette
- ✓ Pomme cuite au four à la cannelle

Préparez la salade avec 150 g de pommes de terre cuites, 100 g de thon au naturel et mélangez avec 1/2 yaourt à 0 % MG.
Assaisonnez 50 g de salade verte avec une vinaigrette préparée avec 1 cuillerée à café d'huile.

Ce repas vous apporte 400 à 450 kcal

N° 36

- ✓ Gratin de bettes
- ✓ Salade verte vinaigrette
- ✓ Pain (20 à 40 g)
- ✓ Petit-Suisse à 0 % MG (60 g)
- ✓ Papaye à la vanille

Recouvrez 200 g de bettes cuites avec une sauce Béchamel faite avec 100 ml de lait écrémé et 10 g de Maïzena, ajoutez 30 g de gruyère râpé pour faire gratiner.
Assaisonnez 50 g de salade verte avec une vinaigrette préparée avec 1 cuillerée à café d'huile.
Coupez 150 g de papaye, ajoutez quelques gouttes d'extrait de vanille.

Ce repas vous apporte 450 à 500 kcal

N° 37

✓ Soupe de pois cassés au poulet
✓ Salade verte vinaigrette à la pomme râpée
✓ Fromage blanc à 0 % MG (100 g)
✓ Compote de prunes à la muscade

Préparez le potage avec 100 g de pois cassés cuits, 100 g de blanc de poulet émincé, de la coriandre, et 300 ml de bouillon de poule dégraissé.
Ajoutez à 50 g de salade verte 100 g de pomme râpée citronnée et assaisonnez avec 1 cuillerée à café d'huile.
Mélangez 1/2 cuillerée à café de cannelle à 120 à 150 g de compote de prunes sans sucre ajouté.

Ce repas vous apporte 500 à 550 kcal

N° 38

✓ Pommes de terre vinaigrette
✓ Rosbif
✓ Endives vapeur (2 unités)
✓ Yaourt à 0 % MG
✓ Ananas aux clémentines

Assaisonnez 100 g de pommes de terre cuites avec une vinaigrette faite avec 1 cuillerée à café d'huile, ajoutez de la ciboulette.
Prévoyez 100 g de rosbif cuit sans matière grasse.
Mélangez 100 g d'ananas avec 100 g de quartiers de clémentine pelée à vif.

Ce repas vous apporte 450 à 500 kcal

N° 39

✓ Fromage blanc à l'ail et à la ciboulette
✓ Pommes de terre en robe des champs
✓ Salade verte vinaigrette
✓ Aspic de fruits

Mélangez 250 g de fromage blanc à 0 % MG avec 1 gousse d'ail écrasée, de la ciboulette, du sel et du poivre.
Consommez 200 g de pommes de terre en robe des champs.
Assaisonnez 50 g de salade verte avec une vinaigrette préparée avec 1 cuillerée à café d'huile.
Préparez l'aspic avec le jus de 1/2 orange, 1/2 verre d'eau, 1/2 feuille de gélatine et 100 g de fruits divers.

Ce repas vous apporte 450 à 500 kcal

N° 40

✓ Tarte à l'oignon (une unité)
✓ Salade verte vinaigrette
✓ Fromage blanc à 0 % MG façon tiramisu
✓ Ananas à la mangue

Faites la pâte à tarte avec 60 g de farine et 50 g de fromage blanc à 0 % MG, étalez sur 2 moules de 12 à 14 cm de diamètre, garnissez avec 100 g de bacon, 200 g d'oignons émincés, 1 œuf battu avec 100 ml de lait écrémé.
Assaisonnez 50 g de salade verte avec une vinaigrette préparée avec 1 cuillerée à café d'huile.
Saupoudrez sur 100 g de fromage blanc à 0 % MG 1 cuillerée à café rase de cacao sans sucre et un édulcorant de synthèse en poudre, mélangez. Ajoutez à 150 g d'ananas 50 g de mangue mixée.

Ce repas vous apporte 500 à 550 kcal

N°41

✓ Cornet de jambon macédoine à la mayonnaise au fromage blanc à 0 % MG
✓ Salade verte au roquefort vinaigrette
✓ Pain (20 à 40 g)
✓ Salade d'agrumes

Disposez en cornets 2 tranches de jambon blanc dégraissé (100 g), remplissez-les avec 100 g de macédoine de légumes mélangée à 50 g de mayonnaise au fromage blanc à 0 % MG.
Assaisonnez 50 g de salade verte avec une vinaigrette préparée avec 1 cuillerée à café d'huile.
Consommez 150 à 200 g de salade d'agrumes sans sucre ajouté.

Ce repas vous apporte 550 à 600 kcal

N°42

✓ Potage de courgettes et tomates au basilic
✓ Jambon cru
✓ Salade verte à la pomme râpée
✓ Pain (20 à 40 g)
✓ Petit-Suisse à 0 % MG (60 g)
✓ Carpaccio de carambole à la menthe

Préparez le potage avec 100 g de courgettes, 100 g de tomates pelées épépinées, 3 ou 4 feuilles de basilic.
Prévoyez 50 à 60 g de jambon cru dégraissé.
Ajoutez à 50 g de salade verte, 100 g de pomme râpée et citronnée, assaisonnez avec 1 cuillerée à café d'huile.
Émincez 150 g de carambole, ajoutez 5 ou 6 feuilles de menthe ciselée.

Ce repas vous apporte 500 à 550 kcal

N°43

- ✓ Emincé de chou blanc aux dés de jambon
- ✓ Pain (40 g)
- ✓ Fromage de chèvre frais (30 g)
- ✓ Kiwis

Faites cuire 200 g de chou blanc émincé avec 100 g de dés de jambon dégraissé.
Prévoyez 2 kiwis.

Ce repas vous apporte 450 à 500 kcal

N°44

- ✓ Flan aux carottes et aux brocolis
- ✓ Pain (40 g)
- ✓ Morbier (30 g)
- ✓ Clémentines

Préparez le flan avec 100 g de carottes, 150 g de brocolis, un œuf et 150 ml de lait écrémé.
Consommez 2 à 3 clémentines selon leur grosseur.

Ce repas vous apporte 500 à 550 kcal

N° 45

✓ Salade verte
✓ Tarte à la carotte
✓ Fromage blanc à 0% de MG (100 g)
✓ Compote de pomme et de mangue

Assaisonnez 50 g de salade verte avec une vinaigrette préparée avec une cuillère d'huile.
Faites une pâte à tarte avec 30 g de farine, 25 g de fromage blanc à 0% de MG, étalez-la dans un moule de 14 cm de diamètre. Garnissez avec 150 g de carottes cuites émincées, un œuf battu avec 100 ml de lait écrémé, du sel et de la muscade.
Faites cuire une demi-pomme (75 g) avec 75 g de mangue.

Ce repas vous apporte 450 à 500 kcal

N° 46

✓ Salade verte
✓ Haddock au poivre
✓ Pomme de terre en robe des champs
✓ Yaourt à 0% de MG
✓ Purée de pomme à l'orange

Arrosez 50 g de salade verte d'une vinaigrette préparée avec une cuillerée à café d'huile.
Faites cuire à la vapeur 100 g de haddock, saupoudrez de poivre 5 baies avant de servir.
Prenez une pomme de terre de 150 g et faites-la cuire à l'eau.
Mixez une demi-pomme avec le jus d'une demi-orange.

Ce repas vous apporte 400 à 450 kcal

N° 47

- ✓ Potage aux petits pois
- ✓ Salade verte à l'œuf poché
- ✓ Pain (40 g)
- ✓ Fromage blanc à 0% de MG (100 g)
- ✓ Kaki

Préparez le potage avec 100 g de petits pois, 100 g de laitue, 50 g de pommes de terre, 1 échalote, ajoutez au moment de servir 50 g de dés de jambon grillés.
Assaisonnez la salade avec une vinaigrette préparée avec 1 cuillère à café d'huile.

Ce repas vous apporte 400 à 450 kcal

N° 48

- ✓ Salade verte
- ✓ Pomme de terre niçoise
- ✓ Fromage blanc à 0% de MG (100 g)
- ✓ Compote de poire et de banane

Arrosez la salade d'une vinaigrette préparée avec une cuillère à café d'huile.
Préparez le plat principal avec 150 g de pomme de terre émincée, une petite tomate (100 g) coupée, 2 gousses d'ail, 5 cuillère à soupe de bouillon reconstitué dégraissé, du persil et 40 g de fromage râpé pour faire gratiner.
Faites cuire une poire (75 g) avec une moitié de banane (75 g).

Ce repas vous apporte 550 à 600 kcal

N°49

- ✓ Salade verte
- ✓ Mousse de jambon
- ✓ Pain (40 g)
- ✓ Salade d'agrumes à la fleur d'oranger

Arrosez la salade d'une vinaigrette préparée avec une cuillère à café d'huile.
Préparez la mousse de jambon avec 100 g de jambon cuit, 100 g de fromage blanc à 0% de MG, un demi-blanc d'œuf, une demi-feuille de gélatine, 2 cuillère à soupe de madère et une demi-tomate (50 g) pelée et épépinée.
Consommez 200 g de salade d'agrumes.

Ce repas vous apporte 400 à 450 kcal

N°50

- ✓ Salade mixte
- ✓ Flan de fenouil au haddock
- ✓ Pain (40 g)

Mélangez 50 g de salade verte avec une petite pomme (100 g) râpée, assaisonnez avec une vinaigrette préparée avec une cuillère à café d'huile.
Préparez le flan avec 200 g de fenouil cuit, 60 g de haddock, un œuf et 150 ml de lait écrémé.

Ce repas vous apporte 500 à 550 kcal

N° 51

- ✓ Salade verte
- ✓ Toast au brie et aux herbes de Provence
- ✓ Tomates provençales
- ✓ Orange

Assaisonnez 50 g de salade verte avec une vinaigrette préparée avec une cuillère à café d'huile.
Tartinez deux tranches de pain de mie (60 g) avec 60 g de brie, saupoudrez d'herbes et faites griller au four.
Prévoyez deux tomates avec un hachis de persil et d'ail.

Ce repas vous apporte 500 à 550 kcal

N° 52

- ✓ Salade verte
- ✓ Flan aux asperges
- ✓ Pain (40 g)
- ✓ Salade de fruits

Arrosez 50 g de salade d'une vinaigrette préparée avec une cuillère à café d'huile.
Préparez le flan avec 100 g d'asperges vertes, 100 g d'asperges blanches et un œuf battu avec 150 ml de lait écrémé.
Emincez finement deux prunes (50 g), un gros quartier de pomme (50 g) et une demi-poire (50 g).

Ce repas vous apporte 450 à 500 kcal

Menus
Printemps-Été

Les déjeuners

N° 1

- ✓ Tomates vinaigrette
- ✓ Saumon en papillote
- ✓ Courgettes en gratin
- ✓ Pain (20 à 40 g)
- ✓ Fruits rouges rafraîchis

Coupez en tranches fines une tomate (100 g) et assaisonnez avec une vinaigrette préparée avec 1 cuillerée à café d'huile.
Prenez environ 120 g de pavé de saumon.
Recouvrez 150 à 200 g de courgettes cuites d'une béchamel sans matière grasse et ajoutez 20 g de gruyère râpé.
Consommez 150 à 200 g de fruits.

Ce repas vous apporte 600 à 650 kcal

N° 2

- ✓ Salade de carottes, de céleri et de betteraves râpés au citron
- ✓ Daurade au four
- ✓ Mélange de céréales (blé, seigle, épeautre)
- ✓ Fromage blanc à 0 % de MG (100 g)
- ✓ Fraises, framboises

Ajoutez 1 cuillerée à café d'huile sur les légumes râpés.
Faites cuire un morceau de daurade d'environ 120 g avec 1 petit oignon et 1/2 verre de vin blanc.
Consommez 120 à 150 g de céréales cuites. Prévoyez environ 200 g de fraises et de framboises que vous pouvez mélanger au fromage blanc.

Ce repas vous apporte 500 à 550 kcal

N° 3

✓ Gaspacho de melon à la muscade
✓ Daurade à la provençale
✓ Riz nature
✓ Crème au four sans sucre
✓ Carpaccio d'ananas à la fleur d'oranger

Cuisinez un morceau de daurade de 120 g environ avec tomates, poivrons, courgettes (150 g de légumes au total). Vous pouvez ajouter 1 cuillerée à café d'huile d'olive.
Consommez 100 à 120 g de riz cuit.
Pour la crème, utilisez du lait écrémé et un édulcorant qui résiste à la chaleur.
Prévoyez environ 150 g de carpaccio d'ananas.

Ce repas vous apporte 500 à 550 kcal

N° 4

✓ Concombre râpé au fromage blanc
✓ Thon grillé au thym et romarin
✓ Aubergines à la tomate et parmesan
✓ Salade de blé aux fruits rouges

Râpez environ 100 g de concombre, ajoutez 50 g de fromage blanc à 0 % MG, salez et poivrez, ajoutez éventuellement de l'estragon.
Saupoudrez une tranche de 100 g de thon de thym et romarin avant de la faire griller.
Faites cuire 150 g d'aubergines avec 100 g de tomates et saupoudrez en fin de cuisson de 20 g de parmesan râpé.
Mélangez 20 à 25 g de blé cuit avec 200 g de fruits rouges mélangés.

Ce repas vous apporte 500 à 550 kcal

N° 5

- ✓ Champignons crus au citron
- ✓ Filet de truite en papillote sur lit d'épinards
- ✓ Blé nature
- ✓ Île flottante au coulis de framboises

Émincez 100 à 120 g de champignons de Paris crus, citronnez-les, ajoutez 1 cuillerée à café d'huile et du persil si vous le souhaitez.
Disposez dans une feuille de papier d'aluminium ménager 200 g d'épinards frais, un filet de truite de 120 à 140 g, aromatisez selon vos goûts et faites cuire.
Consommez 100 à 120 g de blé cuit.
Préparez une île flottante avec 1 œuf, une crème anglaise avec du lait écrémé et un édulcorant de synthèse, et mixez des framboises sans ajouter de sucre.

Ce repas vous apporte 550 à 600 kcal

N° 6

- ✓ Tomate, concombre vinaigrette
- ✓ Poulet basquaise
- ✓ Riz nature
- ✓ Crème au four sans sucre
- ✓ Carpaccio de melon

Coupez en rondelles fines 100 g de tomate et 100 g de concombre, arrosez d'une vinaigrette faite avec 1 cuillerée à café d'huile.
Cuisinez un morceau de poulet d'environ 150 g avec une tomate et un poivron. Consommez 100 à 120 g de riz cuit.
Préparez la crème avec du lait écrémé et un édulcorant thermostable.
Prévoyez environ 250 g de carpaccio de melon.

Ce repas vous apporte 550 à 600 kcal

N° 7

- ✓ Gaspacho de pastèque au cerfeuil
- ✓ Sardines grillées
- ✓ Poivrons, courgettes et aubergines grillés
- ✓ Comté (30 g)
- ✓ Pain (20 à 40 g)
- ✓ Fraises à la menthe

Mixez environ 200 g de pastèque avec quelques feuilles de cerfeuil.
Prévoyez 4 ou 5 sardines grillées.
Prenez 200 à 250 g de légumes grillés.
Consommez 200 à 250 g de fraises à la menthe.

Ce repas vous apporte 550 à 600 kcal

N° 8

- ✓ Salade verte vinaigrette
- ✓ Tomate farcie au maigre
- ✓ Spaghettis
- ✓ Aspic de fromage blanc au coulis de pêche

Assaisonnez 50 g à 100 g de salade avec une vinaigrette préparée avec 1 cuillerée à café d'huile.
Farcissez la tomate avec de la viande maigre (bœuf, veau, volaille).
Consommez 100 à 150 g de spaghettis nature.
Préparez l'aspic avec du fromage blanc à 0 % MG et ne sucrez pas le coulis de pêche.

Ce repas vous apporte 500 à 550 kcal

N° 9

✓ Pamplemousse au crabe
✓ Tranche de gigot grillé
✓ Haricots verts au gingembre
✓ Brie (30 à 40 g)
✓ Pain (20 à 40 g)

Mélangez 20 à 30 g de miettes de crabe avec la chair de 1/2 pamplemousse.
Consommez 2 tranches fines de gigot grillé (100 à 120 g).
Faites cuire à l'étouffée les haricots verts avec une pointe de gingembre et ajoutez 1 cuillerée à café d'huile d'olive au moment de servir.

Ce repas vous apporte 550 à 600 kcal

N° 10

✓ Carpaccio de concombre à la menthe
✓ Lapin à la moutarde en papillote
✓ Carottes à la vapeur
✓ Pain (20 à 40 g)
✓ Glace banane, fromage blanc

Coupez 100 à 150 g de concombre en tranches très fines et parsemez de menthe hachée.
Enduisez un morceau de lapin de 150 g environ de moutarde, et faites-le cuire en papillote.
Consommez 100 à 150 g de carottes à la vapeur.
Mixez 80 g de banane que vous aurez d'abord surgelée avec 100 g de fromage blanc à 0 % MG, au besoin ajoutez un édulcorant de synthèse.

Ce repas vous apporte 550 à 600 kcal

N° 11

- ✓ Radis rose au fromage frais
- ✓ Brochette de cabillaud et saumon
- ✓ Riz au curry et abricots secs
- ✓ Crème pâtissière mousseuse sans sucre
- ✓ Jus d'orange sans sucre

Coupez en fines rondelles environ 100 g de radis rose, assaisonnez avec un Petit-Suisse à 0 % MG poivré (60 g).
Préparez une brochette en intercalant 120 à 150 g de morceaux de cabillaud et de saumon et faites cuire au four ou au barbecue. Faites cuire 40 g de riz cru avec 20 g d'abricots secs émincés et du curry. Préparez une crème pâtissière avec du lait écrémé en utilisant un édulcorant de synthèse et incorporez le blanc d'œuf battu en neige ferme. Comptez 100 à 120 ml de jus d'orange sans sucre ajouté.

Ce repas vous apporte 550 à 600 kcal

N° 12

- ✓ Taboulé de tomate de concombre et de pomme
- ✓ Brochette de crevettes bouquet et coquilles Saint-Jacques
- ✓ Brocoli à la vapeur
- ✓ Fraises à la nage sur crème anglaise

Préparez le taboulé avec 25 g de semoule crue, 1/2 tomate (50 g), 50 g de concombre, 1/2 pomme (50 g), ajoutez du jus de citron, des herbes fraîches, et 1 cuillerée à café d'huile d'olive. Enfilez sur une brochette 200 g de crevettes non décortiquées et 100 g de noix de Saint-Jacques, faites cuire au four ou au gril. Consommez 200 à 250 g de brocoli à la vapeur. Faites une crème anglaise avec 1 jaune d'œuf, 120 ml de lait écrémé, de l'édulcorant de synthèse, une pointe de vanille et ajoutez 150 à 200 g de fraises coupées.

Ce repas vous apporte 550 à 600 kcal

N° 13

- ✓ Carotte et pomme râpées à la cannelle
- ✓ Brochette de foies de volaille et rognons de veau
- ✓ Poêlée de champignons
- ✓ Fromage de chèvre frais (30 à 40 g)
- ✓ Pain (20 à 40 g)

Râpez 100 g de carotte avec 3 quartiers de pomme (100 g), ajoutez du jus de citron, une pointe de cannelle et 1 cuillerée à café d'huile de noix.
Intercalez sur une brochette 75 g de foies de volaille et 75 g de rognons de veau, faites cuire au four ou au gril.
Consommez 200 à 250 g de poêlée de champignons cuite sans matière grasse.

Ce repas vous apporte 550 à 600 kcal

N° 14

- ✓ Lentilles vertes vinaigrette
- ✓ Brochette de bœuf et agneau aux herbes
- ✓ Tomates provençales
- ✓ Bavarois sans sucre à la mangue

Assaisonnez 75 à 100 g de lentilles cuites avec une vinaigrette préparée avec 1 cuillerée à café d'huile.
Enfilez sur une brochette 60 g de morceaux de bœuf et 60 g de morceaux d'agneau, saupoudrez de thym et de romarin avant de faire griller. Coupez en deux 2 ou 3 tomates, saupoudrez-les de thym, de romarin et d'ail émincé.
Préparez le bavarois avec du fromage blanc à 0 % MG et un édulcorant de synthèse.

Ce repas vous apporte 550 à 600 kcal

N° 15

- ✓ Spaghettis aux coquillages
- ✓ Salade verte vinaigrette aux copeaux de gouda
- ✓ Brugnon

Mélangez à 150 g de spaghettis cuits 200 g d'amandes de mer décoquillées, et ajoutez une petite tomate.
Assaisonnez 50 g de salade avec une vinaigrette préparée avec 1 cuillerée à café d'huile, ajoutez 30 g de gouda coupé avec un couteau économe.

Ce repas vous apporte 550 à 600 kcal

N° 16

- ✓ Fenouil vinaigrette
- ✓ Moules au curry
- ✓ Riz
- ✓ Flan aux cerises

Émincez finement 100 g de fenouil, assaisonnez avec une vinaigrette préparée avec 1 cuillerée à café d'huile.
Prévoyez 150 g de moules décortiquées, arrosez-les de 20 g de crème fraîche allégée mélangée à 1/2 cuillerée à café de curry.
Consommez 150 g de riz cuit.
Préparez le flan avec 150 g de cerises, 1 œuf, 100 ml de lait écrémé et un édulcorant thermostable.

Ce repas vous apporte 550 à 600 kcal

N° 17

✓ Potage froid de concombre et pastèque au cerfeuil
✓ Brochette de porc aux figues
✓ Émincé de courgettes et aubergines
✓ Pain (20 à 40 g)
✓ Crème pâtissière mousseuse à la cannelle

Consommez une petite assiettée de potage (200 ml).
Pour préparer la brochette, faites macérer pendant 3 heures 100 g de filet de porc avec 1 cuillerée à soupe de vinaigre de cidre, 1 pointe de gingembre, 1 cuillerée à soupe de sauce de soja, 1 cuillerée à café d'huile de sésame, puis embrochez la viande avec 100 g de figues fraîches coupées et 10 g de gingembre frais. Prenez 200 à 250 g d'émincé de légumes. Préparez la crème avec 1 œuf, 100 ml de lait écrémé, 1 cuillerée à café de cannelle et un édulcorant de synthèse.

Ce repas vous apporte 500 à 550 kcal

N° 18

✓ Pastèque
✓ Saumon grillé
✓ Fenouil à la tomate
✓ Riz au lait au coulis d'abricot

Coupez une tranche de pastèque de 200 à 300 g.
Faites griller 120 à 140 g de saumon frais. Faites cuire 1 petit bulbe de fenouil (150 g) avec 1 petite tomate (100 g) émincés dans 1 cuillerée à café d'huile. Faites cuire 20 g de riz rond dans 125 ml de lait écrémé, et ajoutez un édulcorant de synthèse, arrosez ce dessert de 150 g d'abricots bien mûrs mixés.

Ce repas vous apporte 550 à 600 kcal

N° 19

✓ Courgettes râpées vinaigrette
✓ Brochette de volaille aux épices
✓ Céréales gourmandes
✓ Flan à la pêche

Râpez 100 à 120 g de courgettes, assaisonnez avec une vinaigrette préparée avec 1 cuillerée à café d'huile.
Enrobez 120 g de dés de volaille dans un mélange d'épices de votre choix avant de les enfiler sur une brochette.
Prenez 150 g de mélange de céréales (blé, orge, avoine, flocons de soja). Préparez le flan avec 125 ml de lait, 1 œuf, 150 g de pêche et un édulcorant de synthèse thermostable.

Ce repas vous apporte 550 à 600 kcal

N° 20

✓ Carpaccio de tomate, de melon et de pastèque
✓ Magret de canard rôti au miel
✓ Émincé de carotte, de navet et de poire
✓ Profiteroles aux fraises des bois et crème vanille

Coupez en tranches très fines 50 g de chaque fruit, arrosez d'un filet d'huile d'olive (1 cuillère à café).
Faites rôtir 100 g de filet de canard sans peau avec 1 cuillerée à café de miel. Émincez 75 g de carotte, 75 g de navet, 50 g de poire et faites cuire ensemble. Préparez une pâte à choux avec 1 œuf, 60 ml d'eau, 4 à 6 g de beurre et 25 à 30 g de farine.
Faites la crème pâtissière avec 100 ml de lait écrémé, 1 jaune d'œuf, 10 g de Maïzena, de l'édulcorant de synthèse, de l'extrait de vanille et ajoutez 50 à 60 g de fraises des bois.

Ce repas vous apporte 550 à 600 kcal

N°21

- ✓ Feuilleté de betteraves au chèvre frais
- ✓ Bœuf aux herbes de Provence
- ✓ Purée de pomme de terre à l'huile d'olive
- ✓ Salade d'abricot et pêche à la cannelle

Intercalez sur une assiette 50 g de fines rondelles de betterave et 50 g de chèvre frais.
Enrobez 120 g de bœuf avec un mélange d'herbes (thym, cerfeuil, basilic, ciboulette, persil) avant de faire griller.
Préparez la purée avec 150 g de pomme de terre et 1 cuillerée à café d'huile d'olive.
Consommez 200 g de salade de fruits.

Ce repas vous apporte 600 à 650 kcal

N°22

- ✓ Courgette farcie au poisson (une portion)
- ✓ Salade verte vinaigrette
- ✓ Pain (20 à 40 g)
- ✓ Flan aux abricots

Farcissez 2 tronçons de 250 à 300 g de courgette avec une farce composée de 160 g de chair de poisson, 1 œuf, des herbes fraîches, et 40 g de parmesan râpé.
Assaisonnez 50 g de salade avec une vinaigrette préparée avec 1 cuillerée à café d'huile.
Préparez le flan avec 100 ml de lait écrémé, 1/2 œuf, 150 g d'abricots, de l'extrait de vanille et de l'édulcorant.

Ce repas vous apporte 600 à 650 kcal

N° 23

✓ Soupe glacée de légumes
✓ Brochette de lotte aux poivrons
✓ Riz
✓ Aspic d'abricots au coulis de groseille

Mixez 50 g de tomate, 50 g de concombre, 20 g de poivron rouge, 20 g de poivron vert, 1 petit oignon, du sel et du paprika. Alternez sur une brochette 150 g de lotte coupée en cubes avec 200 g de poivrons rouge et vert coupés en morceaux, saupoudrez de thym. Consommez 100 g de riz cuit. Mixez 100 g d'abricots cuits, ajoutez 1/2 feuille de gélatine. Pour le coulis, mixez et passez au tamis 100 g de groseilles.

Ce repas vous apporte 500 à 550 kcal

N° 24

✓ Salade de radis roses aux pommes et à l'huile de noisette
✓ Poulet grillé au citron vert
✓ Tagliatelles de courgettes
✓ Spaghettis
✓ Fromage blanc à 0 % MG (100 g)
✓ Sorbet au melon et framboises

Émincez finement 50 g de radis roses avec 1 gros quartier de pomme (50 g), citronnez, arrosez avec 1 cuillerée à café d'huile de noisette. Faites mariner pendant 2 heures 120 à 150 g de poulet dans le jus et le zeste râpé d'un citron vert avant de faire cuire au gril. Prélevez avec un couteau économe des tagliatelles dans 150 g de courgettes. Consommez 150 g de spaghettis cuits. Préparez le sorbet avec 150 g de melon et 100 g de framboises, en ajoutant éventuellement un édulcorant.

Ce repas vous apporte 550 à 600 kcal

N°25

- ✓ Minis farcis
- ✓ Riz
- ✓ Salade verte au roquefort
- ✓ Soupe de pêche aux myrtilles

Farcissez 1 petite tomate, 1 petit oignon, 1 mini-poivron, 1 tronçon de courgette avec 100 g de viande maigre mélangée à 1/2 œuf battu et des herbes fraîches.
Consommez 100 g de riz cuit, ajoutez éventuellement 100 ml de coulis de tomate. Assaisonnez 50 g de salade avec une vinaigrette préparée avec 1 cuillerée à café d'huile de noix, ajoutez 20 g de roquefort émietté. Mixez 100 g de pêche et parsemez avec 50 g de myrtilles.

Ce repas vous apporte 600 à 650 kcal

N°26

- ✓ Tomate au caviar d'aubergine
- ✓ Roulade de poulet aux deux jambons
- ✓ Concombre cuit
- ✓ Blé
- ✓ Yaourt à 0 % MG
- ✓ Compote d'abricot

Garnissez 1 petite tomate avec 100 g de caviar d'aubergines, ajoutez 1 cuillerée à café d'huile d'olive.
Étalez 80 g de poulet coupé en très fines escalopes, disposez dessus 30 g de jambon cru, 30 g de jambon blanc, du persil haché, roulez-les, et faites dorer à la poêle antiadhésive. Coupez 200 g de concombre en petits tronçons avant de les faire cuire. Consommez 100 g de blé cuit. Prévoyez 100 à 120 g de compote d'abricots sans sucre ajouté, que vous pouvez éventuellement mélanger au yaourt.

Ce repas vous apporte 600 à 650 kcal

N°27

✓ Salade de pâtes aux poivrons
✓ Agneau grillé au cumin
✓ Brochette d'aubergines et de tomate cerise grillée
✓ Coupe glacée aux myrtilles

Préparez la salade avec 100 g de pâtes cuites, 100 g de dés de poivron rouge ou vert et 1 cuillerée à café d'huile d'olive.
Roulez 120 g de dés d'agneau dans un mélange de cumin en poudre, de cumin en grains et de pulpe d'ail avant de les faire griller.
Coupez en rondelles 1/2 aubergine (150 g), enfilez sur une brochette avec 100 g de tomates cerise, et faites griller.
Mélangez 100 g de fromage blanc à 0 % MG avec 100 g de myrtilles surgelées. Mixez le tout.

Ce repas vous apporte 500 à 550 kcal

N°28

✓ Toasts de camembert au cumin
✓ Carpaccio de magret de canard aux cèpes et aux noix
✓ Salade verte sauce yaourt à 0 % MG
✓ Soupe de cerises à l'orange et au kirsch

Étalez 30 g de camembert sur 2 tranches de pain de mie (40 g), saupoudrez de cumin en poudre et faites dorer au gril.
Émincez 100 g de magret de canard, servez sur une poêlée de cèpes (100 g), saupoudrée de 10 g de noix hachées et ajoutez un filet d'huile de noix.
Assaisonnez 50 g de salade verte avec une sauce au yaourt à 0 % MG.
Mixez 150 g de cerises dénoyautées avec un jus d'orange, ajoutez 1 cuillerée à café de kirsch.

Ce repas vous apporte 650 à 700 kcal

N°29

- ✓ Fenouil à la grecque
- ✓ Blanc de poulet aux pommes et aux champignons
- ✓ Blé
- ✓ Fromage blanc à 0 % MG (100 g)
- ✓ Framboises à l'eau de rose

Ajoutez à 150 g de fenouil cuit sans matière grasse 1 cuillerée à café d'huile au moment de servir.
Faites cuire 120 g de blanc de poulet avec 1 gros quartier de pomme coupé en morceaux (100 g), 100 g de champignons de Paris, le jus de 1/2 citron et 1 cuillerée à soupe de crème fraîche allégée à 15 % MG.
Consommez 150 g de blé cuit.
Mélangez 200 g de framboises fraîches avec 30 à 50 ml d'eau de rose, ajoutez éventuellement de l'édulcorant.

Ce repas vous apporte 500 à 550 kcal

N°30

- ✓ Courgette farcie au fromage frais et aux herbes fraîches
- ✓ Crevettes au curry et à la tomate
- ✓ Riz
- ✓ Fraises en gelée à la menthe

Farcissez 100 g de courgette coupée en tronçons avec 60 g de fromage frais mélangé à des herbes fraîches.
Cuisinez 200 g de crevettes décortiquées avec 100 g de tomate, 1/2 cuillerée à café de curry, de l'ail, de l'échalote et 1 cuillerée à café d'huile d'olive. Consommez 150 g de riz cuit.
Faites prendre 200 g de fraises et 10 feuilles de menthe fraîche, dans une gelée faite avec 1/2 feuille de gélatine.

Ce repas vous apporte 550 à 600 kcal

N° 31

- ✓ Salade de concombre et de tomate
- ✓ Gratin de dinde aux poireaux et pomme de terre
- ✓ Compote de fruits rouges aux pommes

Faites la salade avec 100 g de tomate et 100 g de concombre, assaisonnez avec une vinaigrette préparée avec 1 cuillerée à café d'huile. Préparez le gratin avec 100 g de blanc de dinde, 150 g de poireaux émincés, 100 g de rondelles de pomme de terre, 20 g de bleu, 10 g de gruyère râpé, du persil haché, 100 ml de lait écrémé, 1 cuillerée à soupe de crème fraîche à 15 % MG. Prévoyez 100 à 150 g de compote.

Ce repas vous apporte 600 à 650 kcal

N° 32

- ✓ Soupe froide de concombre
- ✓ Calamars aux poivron et tomate
- ✓ Riz
- ✓ Mille-feuilles aux fruits rouges

Mixez 1 yaourt à 0 % MG avec 100 g de concombre.
Faites cuire 100 g de calamars avec 1 petite tomate (100 g) et 1 petit poivron (100 g).
Consommez 150 g de riz cuit ; ajoutez 1 cuillerée à café d'huile pour les acides gras essentiels.
Préparez 5 ou 6 mini crêpes avec 50 à 60 g de yaourt à 0 % MG, 10 g de farine et 1 petite cuillerée à café d'huile pour la poêle antiadhésive. Préparez une crème vanille avec 100 ml de lait écrémé, 1 jaune d'œuf, 10 g de Maïzena et de la vanille. Alternez sur une assiette des couches de crêpe, de crème vanille et 100 g de fruits rouges.

Ce repas vous apporte 550 à 600 kcal

N° 33

✓ Pamplemousse au crabe
✓ Escargots à la marseillaise
✓ Riz
✓ Fromage blanc aux fruits d'été au rhum

Garnissez 1/2 pamplemousse évidé avec sa chair mélangée à 50 g de chair de crabe.
Cuisinez 18 à 24 escargots selon la grosseur avec 30 g de poivron vert, 30 g de poivron rouge, 100 g de tomate, 100 g de courgette, 1 cuillerée à café d'huile d'olive, 4 à 6 feuilles de menthe, de la sauge, du safran, du poivre et 1 cuillerée à soupe de pastis. Consommez 150 g de riz cuit. Mélangez 100 g de fromage blanc à 0 % MG avec 150 g de fruits d'été coupés et 1 cuillerée à café de rhum.

Ce repas vous apporte 550 à 600 kcal

N° 34

✓ Rouleaux de printemps
✓ Salade de soja et pousses de bambou
✓ Flan noix de coco-abricots

Enveloppez dans 2 feuilles de crêpe de riz 50 g de carottes râpées, 50 g de courgettes râpées, 50 g de poivron finement émincé, 50 g d'oignon émincé, du persil frais, 1 blanc d'œuf et 100 g de crevettes décortiquées.
Mélangez 100 g de germes de soja avec 100 g de pousses de bambou, assaisonnez avec une vinaigrette préparée avec 1 cuillerée à café d'huile de soja. Préparez le flan en mélangeant 1 œuf entier avec 100 ml de lait écrémé, 100 g d'abricots frais finement coupés, 20 g de noix de coco râpée et quelques gouttes d'édulcorant de synthèse thermostable.

Ce repas vous apporte 600 à 650 kcal

N° 35

✓ Burger de lentilles à la provençale
✓ Salade verte vinaigrette
✓ Aspic de fromage blanc à la salade de fruit d'été

Mélangez 150 g de lentilles cuites (100 g en purée + 50 g entières), 50 g de carottes râpées, du thym, du romarin, de l'estragon, 1 œuf, du sel et du poivre, et faites dorer dans une poêle à revêtement antiadhésif, sans ajout de matière grasse. Assaisonnez 50 g de salade avec une vinaigrette préparée avec 1 cuillerée à café d'huile. Mélangez 100 g de fromage blanc à 0 % MG avec 150 g de salade de fruits frais d'été sans sucre ajouté, incorporez 1/2 feuille de gélatine, ajoutez éventuellement un édulcorant.

Ce repas vous apporte 450 à 500 kcal

N° 36

✓ Galette de crabe (une unité)
✓ Émincé d'avocat
✓ Salade verte sauce au yaourt 0 % MG
✓ Pain (20 à 40 g)
✓ Yaourt à 0 % MG
✓ Compote d'abricots

Mélangez 200 g de miettes de crabe avec un œuf battu, 20 g de chapelure, du persil, 1 oignon, 1 zeste de citron vert, 1 pointe de gingembre, façonnez 2 galettes et faites dorer dans une poêle à revêtement antiadhésif. Émincez 100 g d'avocat, citronnez-le pour éviter le noircissement. Assaisonnez 50 g de salade verte avec une sauce au yaourt à 0 % MG faite en mélangeant 1/2 yaourt avec 1 pointe de moutarde, 1 cuillerée à soupe de jus de citron, du sel et du poivre.
Prévoyez 120 à 150 g de compote d'abricot sans sucre ajouté.

Ce repas vous apporte 600 à 650 kcal

N° 37

- ✓ Boulettes de bœuf aux herbes et à la sauce tomate
- ✓ Riz
- ✓ Salade verte vinaigrette
- ✓ Fromage blanc à 0 % MG (100 g)
- ✓ Billes de melon à la fraise

Mélangez 80 g de bœuf haché maigre, avec 1/2 œuf battu, du persil, du basilic, du romarin, 1/2 cuillerée à café de moutarde, du sel et du poivre. Façonnez des petites boulettes et faites-les cuire à la vapeur. Servez avec 100 ml de sauce tomate.
Consommez 100 à 150 g de riz cuit. Assaisonnez 50 g de salade avec une vinaigrette préparée avec 1 cuillerée à café d'huile.
Mélangez 150 g de billes de melon avec 100 g de fraises mixées.

Ce repas vous apporte 500 à 550 kcal

N° 38

- ✓ Roulades de saumon fumé au fromage frais et à la ciboulette
- ✓ Tomate et céleri branche en vinaigrette
- ✓ Émincé de pêches et abricots à la vanille

Préparez 2 crêpes avec 1/2 œuf battu, 40 g de farine, 100 ml de lait écrémé, 1 cuillerée à café d'huile. Mélangez un Petit-Suisse à 0 % MG (60 g) avec une botte de ciboulette hachée, du poivre et du sel, étalez sur les crêpes, puis ajoutez 60 g de saumon fumé avant de les rouler.
Mélangez 1 petite tomate (100 g) émincée avec 100 g de céleri cru en branche, assaisonnez avec une vinaigrette préparée avec 1 cuillerée à café d'huile. Faites cuire 2 abricots (100 g) avec 1 pêche (100 g) émincés et 1 pointe de vanille.

Ce repas vous apporte 600 à 650 kcal

N° 39

✓ Laitue farcie à l'indonésienne
✓ Salade de cœur de palmier, germes de soja et tomate
✓ Pain (20 à 40 g)
✓ Yaourt à 0 % MG
✓ Brugnon

Mélangez 100 g de veau haché, 100 g de poivron rouge émincé, 1/2 oignon émincé, 1/2 gousse d'ail écrasée, 50 ml de lait de coco, 1 pointe de piment, le jus de 1/2 citron, 1 cuillerée à soupe de sauce de soja et faites cuire sans matière grasse avant de répartir sur 2 belles feuilles de laitue. Préparez une salade avec 1 petite tomate (100 g), 100 g de germes de soja et 50 g de cœur de palmier, assaisonnez avec une vinaigrette préparée avec 1 cuillerée à café d'huile.

Ce repas vous apporte 600 à 650 kcal

N° 40

✓ Escalope de poulet au chocolat
✓ Courgettes à la vapeur
✓ Fêta à l'huile d'olive et au thym
✓ Pain (20 à 40 g)
✓ Raisin (120 g)

Faites griller 100 g d'escalope de poulet et arrosez de sauce au chocolat : mélangez 1/2 cuillerée à café de cacao sans sucre avec 1 pointe de cannelle, 2 cuillerées à soupe de concentré de tomate, 1/2 verre de bouillon de poulet dégraissé (éventuellement cube reconstitué), 10 g de raisins secs, 10 g d'amandes effilées grillées et 3 ou 4 g de Maïzena pour lier. Faites cuire 200 g de courgettes à la vapeur. Arrosez 40 g de feta avec 1 cuillerée à café d'huile d'olive et saupoudrez de thym.

Ce repas vous apporte 600 à 650 kcal

N° 41

✓ Tomate et roquette vinaigrette
✓ Salade de moules au citron
✓ Fenouil cru en salade
✓ Provolone (30 g)
✓ Pain (20 à 40 g)
✓ Figues de Barbarie

Mélangez une petite tomate (100 g) avec 20 à 30 g de roquette, assaisonnez avec une vinaigrette préparée avec 1 cuillerée à café d'huile d'olive.
Assaisonnez 150 g de moules cuites décortiquées avec le jus et le zeste d'un citron vert.
Émincez 200 g de fenouil, arrosez avec 1 cuillère à café d'huile.
Consommez 200 g de figues de Barbarie épluchées.

Ce repas vous apporte 550 à 600 kcal

N° 42

✓ Demi-melon
✓ Noix de pétoncles en cocotte
✓ Fromage blanc à 0% de MG (100 g)
✓ Abricots

Faites cuire dans une cocotte 100 g de noix de pétoncles avec 100 g de carottes, 100 g de pommes de terre, 2 cuillères à soupe de vin blanc, un peu de fumet de poisson. Arrosez d'une cuillère à café d'huile d'olive avant de servir.
Prévoyez 2 ou 3 abricots selon leur grosseur.

Ce repas vous apporte 400 à 450 kcal

N° 43

- ✓ Salade d'avocat
- ✓ Noix de Saint-Jacques à la cerise
- ✓ Riz
- ✓ Suisse à 0% de MG

Mélangez 100 g de chair d'avocat avec une demi-tomate (100 g) et 50 g de salade verte, assaisonnez avec un demi-yaourt à 0% de MG. Faites cuire dans une poêle 100 g de noix de Saint-Jacques avec du sel, de la muscade, de la cannelle, mixez 100 g de cerises dénoyautées. Consommez 150 g de riz.

Ce repas vous apporte 450 à 500 kcal

N° 44

- ✓ Radis râpés
- ✓ Crevettes grillées
- ✓ Aubergines à la tomate
- ✓ Pain (40 g)
- ✓ Fromage blanc à 0% de MG (100 g)
- ✓ Framboises

Arrosez 50 g de radis râpés avec une cuillère à café d'huile.
Comptez 150 g de crevettes décortiquées (200 g non décortiquées).
Cuisinez 150 g d'aubergines avec une petite tomate (100 g).
Prévoyez 150 g de framboises fraîches

Ce repas vous apporte 450 à 500 kcal

N°45

- ✓ Salade verte
- ✓ Parmentier de pomme de terre au lait de coco et au thon
- ✓ Yaourt à 0% de MG
- ✓ Fraises

Arrosez 50 g de salade verte avec une vinaigrette faite avec une cuillère à café d'huile.
Mixez 200 g de pommes de terre cuites avec 50 ml de lait de coco et 100 g de thon au naturel.
Comptez 200 g de fraises.

Ce repas vous apporte 550 à 600 kcal

N°46

- ✓ Salade de tomate et de concombre
- ✓ Emincé de dinde à la cannelle
- ✓ Blé
- ✓ Suisse à 0% de MG
- ✓ Fraises et abricots en salade

Arrosez une demi-tomate (50 g) et 50 g de concombre coupés en rondelles avec une cuillère à café d'huile.
Faites cuire 100 g d'escalope de dinde dans 50 ml de lait de coco et une demi-cuillère à café de cannelle.
Consommez 150 g de blé cuit.
Faites la salde de fruits avec 100 g de fraises et 50 g d'abricots.

Ce repas vous apporte 500 à 550 kcal

N°47

✓ Pot au feu de poisson
✓ Pain (40 g)
✓ Saint-Albray (30 g)
✓ Fraises au lait de coco

Faites cuire dans un fumet de poisson 75 g de poisson blanc (flétan) avec 75 g de poisson rose (saumon ou truite), 100 g de carottes, 50 g de navets et 100 g de poireaux.
Arrosez 150 g de fraises équeutées avec 20 ml de lait de coco.

Ce repas vous apporte 600 à 650 kcal

N°48

✓ Carottes râpées
✓ Brochette de dinde et de crevettes
✓ Tomates provençales
✓ Riz
✓ Framboises Chantilly

Râpez 50 g de carottes, assaisonnez-les avec une cuillère à café d'huile.
Alternez sur une brochette 75 g de morceaux de dinde et 75 g de crevettes, faites griller.
Consommez une belle tomate provençale (150 g) et 100 g de riz cuit.
Garnissez 200 g de framboises avec une Chantilly préparée avec un Petit-Suisse à 0% de MG (60 g) et un demi-blanc d'œuf en neige.

Ce repas vous apporte 450 à 500 kcal

N°49

✓ Cuisses de grenouilles à la provençale
✓ Courgettes à la vapeur
✓ Pain (40 g)
✓ Cantal (30 g)
✓ Cerises

Faites revenir 150 g de cuisses de grenouille avec une petite tomate (100 g), de l'ail, du thym, du romarin et une cuillère à café d'huile d'olive.
Comptez 200 g de courgettes à la vapeur.
Consommez 120 g de cerises.

Ce repas vous apporte 500 à 550 kcal

N°50

✓ Aubergines et courgettes à la bolognaise
✓ Pain (40 g)
✓ Melon

Cuisinez 250 g de courgettes et d'aubergines avec 100 g de viande hachée à 5% de MG, 100 ml de sauce tomate, 20 g de parmesan et une cuillère à café d'huile.
Coupez une tranche de melon de 200 g.

Ce repas vous apporte 450 à 500 kcal

Menus
Printemps-Été

Les dîners

N° 1

- ✓ Salade de foies de volaille à la mâche et aux figues fraîches
- ✓ Crêpes aux fraises et à la chantilly légère

Mélangez 100 g de foies de volaille cuits émincés avec 100 g de mâche et 100 g de figues fraîches, arrosez d'une vinaigrette préparée avec 1 cuillerée à café d'huile de noix, par exemple.
Faites une pâte à crêpe avec 1 œuf, 100 g de farine, 120 ml de lait écrémé, 30 ml d'eau, 1 cuillerée à café d'huile de tournesol, faites cuire 4 crêpes dans une poêle antiadhésive. Montez une chantilly avec un Petit-Suisse à 0 % MG (60 g) et 1 blanc d'œuf en neige, ajoutez un édulcorant de synthèse et 1 pointe de vanille. Garnissez une crêpe avec 200 g de fraises coupées et la chantilly.

Ce repas vous apporte 450 à 500 kcal

N° 2

- ✓ Mozzarella d'été aux tomates, courgettes et melon
- ✓ Pain (20 à 40 g)
- ✓ Brochette de fruits frais

Mélangez 80 g de mozzarella allégée coupée en dés avec 150 g de tomates, 80 à 100 g de melon, 50 à 70 g de courgettes crues, 4 ou 5 feuilles de basilic, assaisonnez avec une sauce au yaourt à 0 % MG.
Enfilez sur une brochette 150 à 200 g de fruits frais de saison et faites-la griller ou cuire en papillote.

Ce repas vous apporte 450 à 500 kcal

N° 3

✓ Saumon fumé d'Écosse
✓ Blini
✓ Fromage blanc à 0 % MG à l'aneth
✓ Salade verte vinaigrette
✓ Poire pochée à la vanille

Prévoyez une tranche de saumon fumé d'environ 60 g.
Consommez un blini de 70 à 80 g.
Ajoutez un petit bouquet d'aneth à 100 g de fromage blanc à 0 % MG, pour consommer avec le saumon.
Assaisonnez 50 g de salade avec une vinaigrette préparée avec 1 cuillerée à café d'huile.
Faites pocher 1 poire d'environ 150 g dans de l'eau vanillée.

Ce repas vous apporte 500 à 550 kcal

N° 4

✓ Salade thaïe de pomelo, de poulet et de crevettes
✓ Pain (20 à 40 g)
✓ Reblochon (30 à 40 g)
✓ Melon surprise aux myrtilles et framboises

Mélangez la chair de 1/2 pamplemousse avec 50 g de blanc de poulet cuit, 50 g de crevettes décortiquées, 1 cuillerée à café de noix de coco râpée, assaisonnez avec une sauce à l'orange.
Garnissez 1/2 melon avec 25 à 30 g de myrtilles et 25 à 30 g de framboises.

Ce repas vous apporte 500 à 550 kcal

N° 5

- ✓ Carpaccio de saumon
- ✓ Carpaccio de tomate
- ✓ Mini-blinis
- ✓ Camembert (30 à 40 g)
- ✓ Pêche pochée à la vanille

Coupez en très fines lamelles 100 g de saumon frais, arrosez d'une cuillère à café d'huile d'olive.
Émincez très finement 2 ou 3 tomates (200 à 250 g) et saupoudrez de basilic frais.
Consommez 3 mini-blinis (33 g).
Faites pocher une pêche d'environ 120 g dans de l'eau vanillée.

Ce repas vous apporte 550 à 600 kcal

N° 6

- ✓ Crêpe au saumon fumé et fromage frais à l'aneth
- ✓ Salade de tomate, concombre, maïs
- ✓ Yaourt à 0 % MG
- ✓ Taboulé aux fraises

Faites une pâte à crêpe avec 1 œuf, 100 g de farine, 120 ml de lait crémé, 30 ml d'eau, 1 cuillerée à café d'huile de tournesol, faites-la cuire dans une poêle antiadhésive. Garnissez une crêpe avec 60 g de saumon fumé et 60 g de Petit-Suisse à 0 % MG, ajoutez de l'aneth ciselé.
Mélangez 1 petite tomate émincée (100 g) avec 100 g de concombre émincé et 30 g de maïs. Préparez le taboulé en mélangeant 10 à 15 g de semoule crue avec 150 g de fraises, le jus de 1/2 orange et 1 citron vert, et de la menthe fraîche.

Ce repas vous apporte 550 à 600 kcal

N° 7

✓ Soufflé au thon
✓ Salade verte, tomate vinaigrette
✓ Yaourt à 0 % MG
✓ Taboulé d'agrumes à la menthe

Préparez le soufflé avec une béchamel sans matière grasse et du thon au naturel émietté.
Assaisonnez 50 g de salade verte et 1 grosse tomate émincée (150 g) avec une vinaigrette préparée avec 1 cuillerée à café d'huile.
Pour faire le taboulé, mélangez 10 à 15 g de semoule crue, le jus de 1/2 orange, 1/2 pamplemousse et 1/2 citron vert, et de la menthe fraîche.

Ce repas vous apporte 500 à 550 kcal

N° 8

✓ Carpaccio de tomate au basilic
✓ Colin froid
✓ Courgettes crues râpées
✓ Mayonnaise au fromage blanc à 0 % MG
✓ Pain (20 à 40 g)
✓ Papillote de pêche, abricot, brugnon

Coupez en lamelles fines 1 grosse tomate (150 g), parsemez de basilic ciselé.
Prévoyez 100 à 120 g de colin froid.
Servez 200 à 250 g de courgettes râpées avec une mayonnaise sans huile : montez 1 jaune d'œuf avec 100 g de fromage blanc à 0 % MG.
Composez la papillote avec 150 g de fruits frais.

Ce repas vous apporte 450 à 500 kcal

N° 9

- ✓ Œufs durs (2 unités)
- ✓ Ratatouille froide
- ✓ Yaourt à 0 % MG
- ✓ Tarte aux mûres

Arrosez 200 à 250 g de ratatouille froide cuisinée sans matière grasse avec 1 cuillerée à café d'huile d'olive au moment de servir.
Préparez une pâte à tarte sans matière grasse en mélangeant 30 g de farine et 1 yaourt à 0 % MG ; utilisez un édulcorant de synthèse.

Ce repas vous apporte 500 à 550 kcal

N° 10

- ✓ Salade verte vinaigrette
- ✓ Œufs durs en gelée (2 unités)
- ✓ Haricots verts et haricots beurre en salade
- ✓ Sauce yaourt à 0 % MG
- ✓ Pain (20 à 40 g)
- ✓ Glace aux myrtilles et au fromage blanc à 0 % MG

Assaisonnez 50 g de salade avec une vinaigrette préparée avec 1 cuillerée à café d'huile.
Consommez 200 à 250 g de haricots et assaisonnez avec une sauce au yaourt à 0 % MG.
Mixez 150 g de myrtilles surgelées et 100 g de fromage blanc à 0 % MG, ajoutez éventuellement un édulcorant de synthèse.

Ce repas vous apporte 450 à 500 kcal

N° 11

✓ Tourteau
✓ Mayonnaise au fromage blanc à 0 % MG
✓ Salade de fenouil à l'orange
✓ Pain (20 à 40 g)
✓ Fromage de chèvre cendré (30 à 40 g)
✓ Compote de pêche et d'abricot à la cannelle

Consommez un tourteau entier.
Faites une mayonnaise sans huile en montant 1 jaune d'œuf avec 100 g de fromage blanc à 0 % MG.
Coupez finement un petit bulbe de fenouil (150 g) et ajoutez 1 orange pelée à vif.
Prévoyez 100 à 120 g de compote sans sucre.

Ce repas vous apporte 500 à 550 kcal

N° 12

✓ Crevettes roses au citron
✓ Salade de tomates et d'avocat au basilic
✓ Toast de chèvre à la cannelle sur lit de salade verte
✓ Framboises au lait de coco

Prévoyez 20 crevettes.
Mélangez 150 à 200 g de tomates coupées en fines tranches avec 50 g d'avocat émincé.
Déposez 25 g de crottin sur 1 tranche de pain de mie, saupoudrez de cannelle, faites dorer légèrement, disposez sur 50 g de salade.
Arrosez 200 g de framboises avec 50 ml de lait de coco.

Ce repas vous apporte 500 à 550 kcal

N° 13

✓ Jambon de Parme au melon et à la pastèque
✓ Poivron farci au riz
✓ Flan aux cerises sans sucre

Disposez 60 g de jambon de Parme sur une assiette, coupez en fines lamelles 200 à 250 g de melon et de pastèque, mettez-les tout autour du jambon.
Farcissez un poivron avec 100 g de riz, un hachis d'herbes fraîches et 1/2 œuf battu et faites-le cuire.
Préparez le flan avec 100 à 120 g de cerises, 120 ml de lait écrémé, 1/2 œuf, 1 cuillerée à café de fécule de maïs et de l'édulcorant de synthèse.

Ce repas vous apporte 550 à 600 kcal

N° 14

✓ Pizza maison au thon, aux légumes et au fromage
✓ Salade verte vinaigrette
✓ Carpaccio d'ananas à la fleur d'oranger

Préparez une pâte à pain avec 40 g de farine, étalez-la finement et garnissez-la avec 80 g de thon, 50 g de mozzarella et 150 g de légumes variés (tomates, champignons, par exemple).
Assaisonnez 50 g de salade avec une vinaigrette préparée avec 1 cuillerée à café d'huile.
Prévoyez 150 g de carpaccio d'ananas.

Ce repas vous apporte 500 à 550 kcal

N° 15

✓ Concombre râpé au yaourt
✓ Poulet rôti au thym
✓ Pomme de terre en papillote sauce fromage blanc au thym
✓ Sorbet à la fraise

Râpez 100 g de concombre, assaisonnez avec 1/2 yaourt à 0 % MG et 1 cuillerée à café d'huile pour les acides gras essentiels.
Consommez le poulet sans la peau.
Faites cuire 1 grosse pomme de terre (150 g) en papillote, servez-la avec 50 g de fromage blanc à 0 % MG saupoudré de thym.
Mixez 200 g de fraises surgelées.

Ce repas vous apporte 500 à 550 kcal

N° 16

✓ Gratin de fruits de mer aux asperges vertes et curry
✓ Salade verte vinaigrette
✓ Pain (20 à 40 g)
✓ Fromage frais demi-sel (20 g)
✓ Gaspacho de melon à la fraise

Préparez le gratin avec 200 g de cocktail de fruits de mer, 150 g d'asperges vertes, 25 g de crème fraîche à 15 % MG.
Assaisonnez 50 g de salade avec une vinaigrette préparée avec 1 cuillerée à café d'huile.
Mixez 150 g de melon et ajoutez 100 g de fraises.

Ce repas vous apporte 550 à 600 kcal

N° 17

- ✓ Tartines à l'italienne tomate-mozzarella-basilic
- ✓ Salade verte vinaigrette
- ✓ Aspic de fromage blanc au coulis de myrtilles

Disposez sur une tranche de pain de 60 g, 75 g de mozzarella allégée, 1 grosse tomate coupée en tranches fines (150 g), 6 à 8 feuilles de basilic.
Assaisonnez 50 g de salade avec une vinaigrette préparée avec 1 cuillerée à café d'huile.
Mélangez 100 g de fromage blanc à 0 % MG et 100 g de myrtilles mixées.

Ce repas vous apporte 450 à 500 kcal

N° 18

- ✓ Tartare de saumon
- ✓ Tartare de concombre et tomate
- ✓ Pain (20 à 40 g)
- ✓ Mousse au café

Hachez 120 g de saumon frais avec 1 cuillerée à café d'huile, du sel et du poivre.
Hachez 150 g de concombre et 150 g de tomates.
Faites la mousse avec un Petit-Suisse à 0 % MG (60 g), 1 blanc d'œuf en neige et de l'extrait de café.

Ce repas vous apporte 450 à 500 kcal

N° 19

✓ Saint-Jacques tièdes sur lit de salade et tomates
✓ Pain (20 à 40 g)
✓ Brie (30 g)
✓ Figues rôties à la vanille

Faites cuire à la vapeur 150 g de noix de Saint-Jacques, disposez-les sur 50 g de salade verte mélangée à 1 grosse tomate émincée (150 g).
Faites dorer au four 2 petites figues avec de l'extrait de vanille.

Ce repas vous apporte 500 à 550 kcal

N° 20

✓ Salade de lapin aux choux et aux carottes
✓ Pain (20 à 40 g)
✓ Bleu (30 g)
✓ Mangue fraîche

Mélangez 100 g de lapin cuit, 75 g de chou-fleur cuit, 75 g de chou rouge cru et 75 g de carottes râpées.
Prévoyez 150 g de mangue fraîche.

Ce repas vous apporte 500 à 550 kcal

N° 21

- ✓ Omelette aux légumes et curry
- ✓ Salade verte vinaigrette
- ✓ Pain (20 à 40 g)
- ✓ Petit-Suisse au poivre (60 g)
- ✓ Salade de prunes à la cannelle

Préparez l'omelette avec 2 œufs, 50 g de courgette, 50 g d'aubergine et 50 g de tomate.
Assaisonnez 50 g de salade avec une vinaigrette préparée avec 1 cuillerée à café d'huile.
Arrosez 120 g de prunes avec le jus de 1/2 orange et saupoudrez de cannelle.

Ce repas vous apporte 450 à 500 kcal

N° 22

- ✓ Salade de fenouil au chèvre, sauce yaourt à l'aneth
- ✓ Pain (20 à 40 g)
- ✓ Île flottante violette

Mélangez 1 petit bulbe de fenouil (150 g) émincé avec 50 g de salade verte, 25 g de chèvre frais, 25 g de chèvre sec et 5 g de noisettes hachées.
Préparez la sauce avec 25 à 30 g de yaourt à 0 % MG et de l'aneth.
Faites une crème anglaise avec du lait écrémé et de l'édulcorant, mixez 100 g de myrtilles, mélangez, versez autour du blanc d'œuf poché.

Ce repas vous apporte 500 à 550 kcal

N° 23

- ✓ Œufs cocotte à l'estragon
- ✓ Fenouil à l'orange
- ✓ Pain (20 à 40 g)
- ✓ Mousse de fraises au yaourt

Cassez 2 œufs dans un ramequin, ajoutez 20 g de crème fraîche à 15 % MG et de l'estragon.
Faites cuire un petit bulbe de fenouil émincé (150 g) avec le jus de 1 orange.
Préparez la mousse avec 150 g de fraises, 1/2 blanc d'œuf en neige, 1 yaourt à 0 % MG, 1/2 feuille de gélatine, et éventuellement de l'édulcorant.

Ce repas vous apporte 500 à 550 kcal

N° 24

- ✓ Tarte aux épinards et au chèvre (une unité)
- ✓ Salade verte vinaigrette
- ✓ Crème à la lavande et coulis de melon

Faites une pâte à tarte avec 60 g de farine et 50 g de fromage blanc à 0 % MG, étalez-la dans 2 moules de 12 à 14 cm de diamètre et garnissez-les avec 400 g d'épinards cuits, 100 g de chèvre frais, 1 œuf et 100 ml de lait écrémé.
Assaisonnez 50 g de salade avec une vinaigrette préparée avec 1 cuillerée à café d'huile.
Préparez une crème anglaise avec 125 ml de lait écrémé et 1 jaune d'œuf, aromatisez avec 1 cuillerée à soupe de fleur de lavande non traitée. Mixez 150 g de melon pour le coulis.

Ce repas vous apporte 500 à 550 kcal

N°25

✓ Salade d'épinards au haddock et aux tomates cerise
✓ Pain (20 à 40 g)
✓ Nage de myrtilles au lait de coco et yaourt

Mélangez 50 g de pousses d'épinards, 100 g de tomates cerise et 100 g de haddock, arrosez d'une vinaigrette préparée avec 1 cuillerée à café d'huile.
Mixez 1 yaourt à 0 % MG avec 50 ml de lait de noix de coco, ajoutez 150 g de myrtilles.

Ce repas vous apporte 450 à 500 kcal

N°26

✓ Tarte aux légumes d'été
✓ Salade verte vinaigrette
✓ Fromage blanc à 0 % MG (100 g)
✓ Mousse à la pêche

Faites une tarte avec 2 feuilles de brick, ajoutez 250 g de légumes d'été cuits (aubergine, tomate, fenouil, courgette), 1 œuf battu, 100 ml de lait écrémé.
Assaisonnez 50 g de salade avec une vinaigrette préparée avec 1 cuillerée à café d'huile.
Préparez la mousse avec 120 g de pêche, 50 g de fromage blanc à 0 % MG et 1/2 feuille de gélatine.

Ce repas vous apporte 500 à 550 kcal

N° 27

- ✓ Flan de courgettes aux fines herbes
- ✓ Salade verte vinaigrette
- ✓ Reblochon (30 g)
- ✓ Pain (20 à 40 g)
- ✓ Abricots à la fleur de thym

Préparez le flan avec 150 g de courgettes, 1 œuf et 100 g de fromage blanc à 20 % MG.

Assaisonnez 50 g de salade avec une vinaigrette préparée avec 1 cuillerée à café d'huile.

Coupez en morceaux 150 g d'abricots et saupoudrez de fleur de thym.

Ce repas vous apporte 500 à 550 kcal

N° 28

- ✓ Tomate savoyarde
- ✓ Jambon cru
- ✓ Salade verte vinaigrette
- ✓ Fromage blanc à 0 % MG (100 g)
- ✓ Carpaccio de pêche et brugnon au gingembre

Farcissez 1 grosse tomate de 200 à 250 g avec 100 g de pomme de terre cuite, 1 petit oignon, 40 g de reblochon, assaisonnez et faites cuire au four.

Prévoyez 1 fine tranche de jambon cru, d'environ 30 à 40 g.

Assaisonnez 50 g de salade avec une vinaigrette préparée avec 1 cuillerée à café d'huile.

Préparez le carpaccio avec 150 g de fruits frais.

Ce repas vous apporte 500 à 550 kcal

N° 29

- ✓ Clafoutis aux légumes
- ✓ Salade verte vinaigrette
- ✓ Pain (20 à 40 g)
- ✓ Morbier (30 g)
- ✓ Framboise au coulis de mangue

Faites cuire 250 g de légumes cuits (carottes, navets, champignons, oignons, petits pois) mélangés à 1 œuf et 100 ml de lait écrémé.
Assaisonnez 50 g de salade avec une vinaigrette préparée avec 1 cuillerée à café d'huile.
Mixez 100 g de mangue, versez sur 100 g de framboises.

Ce repas vous apporte 500 à 550 kcal

N° 30

- ✓ Lentilles et saumon en salade
- ✓ Glace à la fraise

Mélangez 150 g de lentilles cuites avec 100 g de saumon cuit, 1 petite tomate (100 g), 50 g de salade verte, assaisonnez avec 1/2 yaourt, 1 cuillerée à café d'huile de noix et 1 pointe de cannelle.
Mixez 150 g de fraises surgelées avec 100 g de fromage blanc à 0 % MG.

Ce repas vous apporte 400 à 450 kcal

N° 31

✓ Guacamole aux crevettes et au crabe
✓ Pain (20 à 40 g)
✓ Petit-Suisse à 0 % MG (60 g)
✓ Cerises

Mixez 100 g d'avocat avec 1 petite tomate (100 g), 50 g d'oignon, le jus de 1/2 citron et des épices. Accompagnez de 100 g de crevettes décortiquées et de 50 g de miettes de crabe.
Prévoyez 120 à 150 g de cerises.

Ce repas vous apporte 500 à 550 kcal

N° 32

✓ Feuilleté d'aubergines à l'agneau
✓ Pâtes
✓ Pêche

Préparez le feuilleté avec 100 g de viande d'agneau maigre hachée, 200 g d'aubergines coupées en rondelles fines, 100 g de coulis de tomate et 40 g de parmesan râpé.
Consommez 100 g de pâtes cuites.

Ce repas vous apporte 500 à 550 kcal

N° 33

- ✓ Salade de poulpe au céleri branche
- ✓ Toasts à la mozzarella
- ✓ Fraises et mûres en salade

Mélangez 150 g de poulpe cuit et 200 g de céleri branche cru, assaisonnez avec une vinaigrette préparée avec 1 cuillerée à café d'huile d'olive.
Garnissez 40 g de pain avec 50 g de mozzarella allégée, passez au four.
Consommez 200 g de salade de fruit sans sucre ajouté.

Ce repas vous apporte 400 à 450 kcal

N° 34

- ✓ Rillettes de thon
- ✓ Tomate en salade
- ✓ Pain (20 à 40 g)
- ✓ Framboises chantilly

Mélangez 60 g de thon au naturel avec 40 g de carré demi-sel, 20 brins de ciboulette ciselés et 2 cuillerées à soupe de jus de citron.
Assaisonnez 1 grosse tomate (200 g) coupée en tranches avec 1 cuillerée à café d'huile d'olive.
Préparez une chantilly légère avec un Petit-Suisse à 0 % MG (60 g), 1/2 blanc d'œuf battu en neige bien ferme, un édulcorant et de l'extrait de vanille, ajoutez 100 g de framboises fraîches.

Ce repas vous apporte 450 à 500 kcal

N° 35

- ✓ Brochette aux deux saumons et sa mayonnaise au fromage blanc et gingembre
- ✓ Fenouil vapeur (200 à 250 g)
- ✓ Pain (20 à 40 g)
- ✓ Cerises

Préparez des mini brochettes (sur des cure-dents) avec 100 g de saumon frais et 30 g de saumon fumé, arrosez d'un jus de citron vert et faites griller.
Faites une mayonnaise avec 1 jaune d'œuf, 100 g de fromage blanc à 0 % MG, 1 pointe de gingembre en poudre et du sel.
Comptez 120 à 150 g de cerises.

Ce repas vous apporte 550 à 600 kcal

N° 36

- ✓ Croque ratatouille comté
- ✓ Salade verte vinaigrette
- ✓ Fromage blanc à 0 % MG (100 g)
- ✓ Compote pomme framboise

Prenez 2 tranches de pain de mie (60 g de pain environ), répartissez dessus 150 g de ratatouille bien égouttée, parsemez de 30 g de comté râpé, faites gratiner sous le gril.
Assaisonnez 50 g de salade avec une vinaigrette préparée avec 1 cuillerée à café d'huile.
Préparez une compote de fruits avec 100 g de pomme et 100 g de framboises.

Ce repas vous apporte 500 à 550 kcal

N° 37

- ✓ Roulé de jambon aux asperges vertes
- ✓ Salade verte et tomate vinaigrette
- ✓ Pain (20 à 40 g)
- ✓ Myrtilles au yaourt à 0 % MG

Étalez des fines tranches de jambon cru (80 g), disposez dessus 200 g d'asperges vertes cuites. Roulez le jambon, parsemez de parmesan et faites gratiner.
Mélangez 1 petite tomate (100 g) coupée en tranches avec 50 g de salade verte, 1 cuillerée à café d'huile de noisette et 2 cuillerées à café de jus de citron.
Mélangez 1 yaourt à 0 % MG avec 150 g de myrtilles, éventuellement de l'édulcorant et de l'extrait de vanille.

Ce repas vous apporte 550 à 600 kcal

N° 38

- ✓ Tomate en salade
- ✓ Œufs de caille au plat
- ✓ Purée de carottes, courgette, pomme de terre gratinée
- ✓ Reines-claudes

Arrosez 1 petite tomate (100 g) émincée avec 1 cuillerée à café d'huile.
Faites cuire dans une poêle à revêtement antiadhésif 6 œufs de caille, sans ajouter de matière grasse.
Préparez une purée avec 100 g de carottes, 100 g de courgettes, 100 g de pomme de terre, mélangez, parsemez de 20 g de gruyère râpé et faites gratiner.
Prévoyez 150 g de reines-claudes.

Ce repas vous apporte 500 à 550 kcal

N° 39

- ✓ Râpé de pomme et radis en vinaigrette
- ✓ Brochettes de crevettes à la mangue
- ✓ Blé à la vanille
- ✓ Mousse à la cannelle

Râpez un gros quartier de pomme verte (50 g) avec 50 g de radis roses, citronnez et arrosez avec 1 cuillerée à café d'huile.
Composez les brochettes avec 150 g de crevettes décortiquées et 100 g de dés de mangue, faites griller.
Consommez 100 à 150 g de blé cuit avec un bâton de vanille.
Préparez la mousse avec 1 Petit-Suisse à 0 % MG (60 g), 1/2 blanc d'œuf battu en neige ferme, 1/2 cuillerée à café de cannelle en poudre et de l'édulcorant de synthèse.

Ce repas vous apporte 450 à 500 kcal

N° 40

- ✓ Émincé de melon et de pastèque à la muscade
- ✓ Flétan fumé
- ✓ Salade verte vinaigrette à la mimolette
- ✓ Pain (20 à 40 g)
- ✓ Abricots rôtis à la vanille

Émincez finement 150 g de melon et 150 g de pastèque, ajoutez sel et muscade.
Prévoyez 100 g de flétan fumé.
Mélangez 50 g de salade verte avec 20 g de mimolette râpée, assaisonnez avec 1 cuillerée à café d'huile de noix.
Faites légèrement griller 3 abricots ouverts en deux (150 g), saupoudrez de vanille en poudre.

Ce repas vous apporte 600 à 650 kcal

N°41

- ✓ Aubergine farcie sauce tomate
- ✓ Pâtes
- ✓ Salade verte vinaigrette
- ✓ Glace à la fraise

Farcissez une aubergine de 200 g avec 100 g de bœuf haché maigre, 20 g de parmesan râpé, 50 g d'oignon émincé, 100 ml de sauce tomate, faites cuire au four.
Consommez 100 à 150 g de pâtes cuites.
Assaisonnez 50 g de salade avec une vinaigrette préparée avec 1 cuillerée à café d'huile.
Mixez 100 g de fraises surgelées avec 100 g de fromage blanc à 0 % MG.

Ce repas vous apporte 500 à 550 kcal

N°42

- ✓ Salade verte
- ✓ Gâteau au concombre
- ✓ Pain (40 g)
- ✓ Reblochon (40 g)
- ✓ Cerises

Assaisonnez 50 g de salade verte avec une vinaigrette préparée avec une cuillère à café d'huile.
Préparez le gâteau au concombre en mixant 100 g de fromage blanc à 0% de MG avec 100 g de concombre, une petite tomate, une demi-cuillère à café de moutarde, de la menthe et une feuille de gélatine.
Prévoyez 120 g de cerises.

Ce repas vous apporte 400 à 450 kcal

N°43

- ✓ Pastèque
- ✓ Agneau grillé au romarin
- ✓ Fenouil à la vapeur
- ✓ Pain (40 g)
- ✓ Toast de camembert au romarin

Comptez une tranche de pastèque de 200 g.
Consommez 100 g d'épaule d'agneau maigre.
Tartinez une tranche de pain de mie (20 g) avec 30 g de camembert, saupoudrez de romarin et passez au gril.

Ce repas vous apporte 450 à 500 kcal

N°44

- ✓ Pâtes aux courgettes et au jambon cru
- ✓ Salade verte
- ✓ Pêche

Mélangez 150 g de pâtes cuites avec 150 g de courgettes coupées en dés, 20 g de parmesan râpé. Servez avec une tranche de 60 g de jambon cru.
Assaisonnez 50 g de salade verte avec une vinaigrette préparée avec une cuillère à café d'huile.
Prenez une pêche.

Ce repas vous apporte 500 à 550 kcal

N°45

- ✓ Méli-mélo au cresson
- ✓ Pain (40 g)
- ✓ Fromage blanc à 0% de MG (100 g)
- ✓ Compote de pomme et de framboises

Mélangez 50 g de cresson avec 100 g de fenouil râpé, une orange coupée en tranches, 60 g de tomates cerise, 30 g d'emmenthal et une demi-pomme râpée citronnée (50 g). Assaisonnez avec une cuillère à café d'huile pour la vinaigrette.
Faites cuire une petite pomme (100 g) avec 100 g de framboises, mixez.

Ce repas vous apporte 550 à 600 kcal

N°46

- ✓ Salade verte au melon
- ✓ Langoustines aux épinards
- ✓ Pain (40 g)

Mélangez 50 g de salade verte avec 100 g de melon coupé en dés, arrosez d'une cuillère à café d'huile.
Faites griller 150 g de langoustines épluchées, disposez-les sur 200 g d'épinards cuits, arrosez avec 100 g de fromage blanc à 0% de MG et saupoudrez de muscade.

Ce repas vous apporte 450 à 500 kcal

N°47

- ✓ Miettes de crabe au concombre râpé
- ✓ Salade verte
- ✓ Pain (40 g)
- ✓ Salade de pêche et framboises

Mélangez 200 g de concombre râpé avec 100 g de miettes de crabe et 100 g de fromage blanc à 0% de MG.
Assaisonnez 50 g de salade verte avec une vinaigrette préparée avec une cuillère à café d'huile.
Préparez la salade de fruits en mélangeant 100 g de morceaux de pêches avec 100 g de framboises.

Ce repas vous apporte 450 à 500 kcal

N°48

- ✓ Salade verte
- ✓ Fenouil à la crème et au saumon fumé
- ✓ Pain (40 g)
- ✓ Yaourt 0% de MG
- ✓ Figues

Assaisonnez 50 g de salade verte avec une vinaigrette préparée avec une cuillère à café d'huile.
Mélangez 200 g de fenouil cuit émincé avec 60 g de saumon fumé et 2 cuillère à soupe de crème fraîche à 15% de MG.
Comptez 1 ou 2 figues selon grosseur (150 g).

Ce repas apporte 550 à 600 kcal

N°49

- ✓ Salade de tomate
- ✓ Rosbeef
- ✓ Aubergines grillées
- ✓ Fromage blanc à 0% de MG
- ✓ Compote de pêche et d'abricots à l'amande amère

Arrosez une petite tomate émincée avec une cuillère à café d'huile.
Prenez deux tranches fines de rosbeef (100 g).
Consommez 200 g d'aubergines
Faites cuire 100 g de pêche avec 100 g d'abricot, arrosez d'une cuillère à café d'amande amère.

Ce repas vous apporte 500 à 550 kcal

N°50

- ✓ Salade verte
- ✓ Pinces de crabe mayonnaise
- ✓ Pain (40 g)
- ✓ Salade de fruits d'été

Arrosez 50 g de salade verte avec une vinaigrette préparée avec une cuillère à café d'huile. Disposez 3 à 4 pinces de crabe.
Préparez la mayonnaise en mélangeant un jaune d'œuf avec de la moutarde et 100 g de fromage blanc à 0% de MG
Mélangez 150 g de fruits divers : pêches, fraises, abricots, framboises, melon…

Ce repas vous apporte 500 à 550 kcal

Tableau de concordance des menus

Pour associer les menus de façon équilibrée, consultez le tableau ci-dessous.
Tous les petits déjeuners peuvent convenir à ces associations.

Correspondance possible pour les menus printemps-été.

Déjeuners		**Dîners**
2	———	11
5	———	13
7	———	14
10	———	2
12	———	9
15	———	31
17	———	33
19	———	16
22	———	19
24	———	30
29	———	24
32	———	28
33	———	29
37	———	37
39	———	15
41	———	39
44	———	20
46	———	18
48	———	1
50	———	3

Correspondance possible pour les menus automne-hiver.

Déjeuners		Dîners
1	—	4
4	—	2
7	—	39
9	—	9
10	—	52
13	—	50
16	—	3
18	—	1
21	—	21
24	—	8
27	—	20
30	—	16
33	—	51
36	—	10
38	—	22
40	—	32
42	—	6
43	—	7
46	—	43
50	—	51

Nos conseils minceur

Minceur rime avec équilibre. Pour perdre du poids en restant en forme, il ne suffit pas de contrôler les apports énergétiques, c'est-à-dire de limiter les calories ; il faut aussi assurer à votre organisme une alimentation qui tienne compte de ses besoins, et augmenter vos dépenses d'énergie en pratiquant une activité sportive ou physique régulière.

Vous avez certainement des motivations très valables pour désirer perdre du poids. Mais sachez que le succès de votre plan minceur dépend de la façon dont vous allez organiser votre prise en charge diététique. Voici quelques principes bons à savoir pour perdre du poids en douceur, sans douleur ni frustration.

Rappel de principes diététiques

Dans l'alimentation, on distingue :

- Des nutriments énergétiques :
  - Protéines ou protides (4 kcalories/gramme), qui ont un rôle plastique pour notre organisme ; il est indispensable d'en consommer journellement pour assurer le renouvellement cellulaire et le maintien de la masse musculaire.

- Lipides ou graisses (9 kcalories/gramme) qui ont à la fois un rôle énergétique et un rôle plastique. Énergétique, car une cuillerée à soupe d'huile représente 90 kcal. Plastique, car les lipides d'origine végétale nous permettent de couvrir nos besoins en acides gras essentiels, indispensables pour l'équilibre.
- Glucides ou hydrates de carbone (4 kcalories / gramme), qui ont un rôle énergétique, mais sont aussi indispensables au bon maintien du taux de sucre dans le sang, pour éviter l'hypoglycémie. Le glucose est le principal nutriment de notre cerveau.

• Des nutriments non énergétiques : eau, sels minéraux, oligo-éléments, vitamines, qui n'apportent pas d'énergie à l'organisme, mais qui sont indispensables à son bon fonctionnement.

• Des fibres alimentaires qui, présentes dans les fruits et légumes, transitent sans transformation dans le tube digestif.

• L'eau, dont nous sommes constitués pour 60 % ; c'est le nutriment le plus indispensable à la vie. Les apports sont assurés à la fois par l'eau de constitution des aliments et l'eau de boisson. Pensez à bien boire au cours de la journée pour éviter toute déshydratation, surtout en cas de forte chaleur.

Objectif minceur

Pour que votre démarche soit couronnée de succès, il faut avant tout :

- cerner vos motivations : les personnes qui veulent mincir pour faire plaisir à un membre de leur entourage, ou pour ressembler à une personne qu'elles admirent ont une motivation trop superficielle et risquent de flancher rapidement. Mieux vaut vouloir mincir pour vous, pour votre satisfaction personnelle et pour vous sentir mieux dans votre corps.
- vous définir une cible raisonnable ; impossible de ressembler à une liane quand on a une solide morphologie. Ne vous exposez pas à des déceptions en ne soyant pas lucide.
- procéder par palliers. Un premier objectif à – 3 kg est plus facile à atteindre et donc plus valorisant qu'un objectif fixé d'emblée à – 10 kg.
- éliminer une cause médicale ; si vous avez déjà suivi plusieurs régimes sans résultats, votre surpoids est peut-être la conséquence d'un dérèglement (hypothyroïdie, par exemple).
- accepter l'idée que l'amincissement est une course de fond et pas un marathon : inutile de vous affamer pour perdre plus vite du poids, vous ne pourriez pas tenir sur le long terme et risquez de reprendre du poids aussi vite que vous l'avez perdu.

- faire l'effort de varier vos menus ; l'uniformité, la routine sont vos ennemis, c'est pourquoi nous avons conçu pour vous ces menus.
- supprimer l'alcool sous toutes ses formes : apéritifs, vin de table, digestifs.
- supprimer aussi les sodas et les boissons sucrées ; vérifiez que le jus de fruit que vous achetez comporte bien une étiquette « sans sucre ajouté »
- étudier votre comportement alimentaire : certaines personnes grignotent et absorbent plus de calories en viennoiseries, bonbons, barres, cacahuètes, etc... qu'au cours de leurs trois repas. D'autres, sans faire des repas très riches, consomment des portions nettement supérieures à leurs besoins ; il suffit d'un peu de rigueur ou de modération pour que le poids baisse.

Votre suivi

Inutile de vous précipiter sur la balance deux fois par jour ; si la perte de poids devient une obsession, vous serez stressé, frustré. Voici trois conseils pratiques pour faire le suivi de votre parcours minceur :

- Pesez-vous une fois par semaine à la même heure dans la même tenue, notez votre poids sur une feuille. Vous pouvez aussi simplement observer votre corps dans la glace, ou juger de vos progrès en passant régulièrement un vêtement qui était trop juste. Autre formule : prendre vos mensurations, tour de taille, de hanches, de poitrine et de cuisses.

- Ne vous découragez pas si votre poids ne fléchit pas régulièrement : il est courant de perdre de deux à quatre kilos par mois au début du régime, puis de moins en moins au fur et à mesure que l'on approche du poids de forme.
- N'abandonnez pas tout parce que vous avez commis des écarts au cours d'une journée ou même d'une semaine. N'en concluez pas que vous êtes incapable de mincir, reprenez vos menus minceur avec optimisme.
- Lorsque vous avez atteint le poids que vous vous étiez fixé, n'interrompez pas brusquement votre surveillance, mais augmentez progressivement les quantités d'aliments.

Pensez à boire

L'eau compose 60% du corps humain ; elle est quotidiennement éliminée par les urines, les selles, et la transpiration. Il faut donc compenser les pertes. L'eau est fournie à l'organisme en partie par les aliments, et en particulier par les légumes et les fruits. Mais il est indispensable de compléter cet apport en buvant tout au long de la journée 1 litre à 1 litre et demi. L'idéal est de ne pas attendre d'avoir soif pour boire, votre corps sera ainsi bien hydraté. Si vous pratiquez une activité physique, sport, danse, bricolage, jardinage, ménage, etc…n'oubliez pas de boire régulièrement.

Que boire ? de l'eau du robinet ou de l'eau minérale, mais aussi du thé, du café, des tisanes à condition de ne pas les sucrer. N'oubliez pas qu'un morceau de sucre n° 4 apporte 20 kcalories. Si vous tenez au goût sucré, remplacez le sucre par un édulcorant de synthèse.

Evitez les sodas : une canette apporte 160 kcalories. Préférez des eaux minérales aromatisées, mais vérifiez les étiquettes car certaines apportent un nombre de calories non négligeable.

Privilégiez le petit déjeuner

Il a longtemps été le parent pauvre de notre alimentation : café avalé sur le pouce, au mieux une tartine beurrée, avec ou sans confiture…Il est pourtant indispensable à l'organisme qu'il recharge en énergie après des heures de jeûne nocturne.
Un bon petit déjeuner doit vous permettre d'attendre le repas de midi sans fringale ; si votre petit déjeuner est assez copieux et équilibré, vous ne serez pas tenté de craquer pour une viennoiserie calorique au milieu de la matinée, et vous éviterez les coups de pompe.

Les petits déjeuners que nous vous proposons dans ce Petit Livre sont très variés ; ils vous apportent chacun entre 300 et 400 kcalories. Ils comportent :

- une boisson, pour réhydrater le corps : du thé, du café, une infusion...
- des protéines pour maintenir la masse musculaire lait écrémé ou demi-écrémé, yaourt, fromage blanc à 20% MG, fromage allégé à 20% MG, jambon blanc ou un oeuf
- des sucres lents, pour maintenir l'énergie pendant toute la matinée : pain, céréales, biscottes…
- éventuellement un corps gras pour l'apport en vitamine A : beurre allégé par exemple.
- un fruit, ou un jus de fruit frais ou du commerce sans sucre ajouté pour les fibres et les vitamines. Si vous êtes très déshydraté le matin, prenez de préférence un jus de fruit. Mais si vous êtes affamé, un fruit entier vous donnera davantage l'impression d'être rassasié.

Adaptez votre façon d'acheter et de cuisiner

En portant un peu d'attention sur votre façon de manger et de cuisiner, vous vous apercevrez sans doute que vous consommez beaucoup de calories cachées : celles des matières grasses utilisées pour cuisiner, ou celles de la vinaigrette, par exemple. Si vous modifiez vos méthodes de cuisson, vous allez revoir à la baisse le nombre de calories quotidiennes.

D'autre part, prenez l'habitude, au moins au début de votre parcours minceur, de peser les aliments. Nous vous donnons pour chaque menu, les quantités d'aliments à consommer : 120 g de viande, 200 g de riz cuit, 50 g de pomme… Lorsque vous achetez des fromages frais, des yaourts, des compotes, vérifiez à la fois le poids (100 g constituent une portion), et la teneur en graisses et en sucre. N'achetez que les quantités nécessaires à la préparation de vos menus ; si vous dépassez les quantités recommandées, vous serez tenté de finir les restes pour ne pas jeter.

Servez les plats sur des assiettes individuelles : vous ne serez pas tenté de vous resservir. Soignez la présentation, le plaisir gustatif commence par la vue d'un plat appétissant.

Revoyez votre batterie de cuisine :

- utilisez exclusivement pour la cuisson de vos aliments poêles et casseroles anti-adhésifs qui vous permettent de supprimer les corps gras.
- offrez-vous un cuit-tout vapeur et un grill.

Cuisinez léger :

- remplacez le lait entier par du lait écrémé
- faites vos sauces avec du fromage blanc à 0% de MG, du sel, du poivre

– usez d'épices et d'herbes, qui varient les saveurs et les couleurs sans apporter de calories : cannelle, cumin, gingembre, ciboulette, estragon, coriandre…
– Employez de la crème allégée à 8% ou 15% de MG
– Dégraissez au maximum les viandes avant de les faire cuire, et achetez du steack haché à 5% de MG
– Faites cuire viandes et poissons sans matières grasses
– Utilisez un peu de vin pour les cuissons : l'alcool s'évapore à la chaleur
– Remplacez le sucre dans les desserts par un édulcorant thermostable.
– N'utilisez qu'une cuillerée à café d'huile par portion de vinaigrette, mais choisissez des huiles très parfumées : huile d'olive, de noix, de noisette…

Quelques trucs anti-faim

- Buvez un grand verre d'eau avant le repas : vous aurez un peu moins faim en vous mettant à table.
- Prenez vos repas assis, dans le calme et consacrez-leur au moins 20 minutes. Vous serez plus vite rassasié(e) et votre digestion sera plus facile.
- Mâchez lentement, mastiquez bien. Posez votre fourchette toutes les trois bouchées, faites une pause entre les plats : la sensation de satiété apparaît au bout de 30 minutes.

Faites de l'exercice

Le surpoids est la conséquence d'un déséquilibre entre les apports caloriques et les dépenses d'énergie ; le principe est simple à comprendre : si vous consommez plus d'énergie que vous n'en dépensez, le surplus est stocké par l'organisme sous forme de graisses. Et au contraire, si vous dépensez plus d'énergie que vous n'en consommez, votre organisme va puiser dans les réserves de graisse l'énergie dont il a besoin : vous allez mincir. Si vous restreignez vos apports caloriques et si vous brûlez davantage d'énergie, vous mincirez vite. C'est pourquoi il est recommandé de pratiquer une activité physique régulière ; elle permet non seulement de brûler de l'énergie, mais aussi de modeler le corps en sculptant les muscles. Les muscles sont de grands consommateurs d'énergie et plus on est musclé, plus on brûle de calories, même au repos.
La sédentarité est l'une des causes du surpoids. Une activité sportive régulière, pratiquée au moins trois fois par semaine est l'idéal. Si cela est impossible, par manque de temps, de possibilités ou par manque d'attirance pour le sport, vous pouvez tout de même faire un minimum d'exercice physique sans grand effort : la marche est le plus simple des exercices, à la portée de tous, et exempt de contre-indications, une heure par jour si possible, au moins une demi-heure. Evitez de prendre l'ascenseur, empruntez l'escalier. La natation, la gymnastique aqua-

tique et musculaire sont très recommandées, si vous avez une opportunité.

Si vous décidez de vous mettre à une activité sportive, n'omettez pas de consulter votre médecin pour vérifier qu'il n'existe pas de contre-indication. Mesurez vos efforts qui doivent être progressifs et n'oubliez surtout pas l'échauffement avant tout exercice.

Les idées recues : vraies ou fausses ?

- Au cours d'un régime, on ne doit pas consommer de matières grasses
  FAUX

Les matières grasses sont indispensables à l'organisme car elles lui apportent vitamines liposolubles et acides gras essentiels. Il faut donc en consommer chaque jour une petite quantité.

- On perd plus vite des muscles que de la graisse.
  VRAI

Les muscles « fondent » huit fois plus vite que la masse grasse, c'est pourquoi il est important de consommer des protéines, qui sont l'aliment du muscle.

- Il ne faut pas manger de fromages pendant un régime pour mincir

FAUX

Ils contiennent du calcium, indispensable à la solidité du tissu osseux. Vous pouvez en consommer 30 à 40 g par jour, mais n'en abusez pas car ils sont riches en graisses. Sachez que les fromages à pâte molle, comme le camembert, par exemple, sont moins caloriques que les fromages à pâte dure comme le gruyère car ils contiennent moins de lipides.

- Il est normal de souffrir de constipation en début de régime

VRAI

Ce phénomène est assez courant et ne doit pas vous inquiéter ; l'organisme réagit au changement d'habitudes alimentaires, mais le transit se rétablit de lui-même en quelques jours grâce à un régime équilibré.

- Les fibres protègent des cancers digestifs

VRAI

C'est la raison pour laquelle on recommande de manger des crudités, des légumes et des fruits chaque jour.

- Il ne faut pas boire pendant les repas

FAUX

Boire pendant les repas ne fait pas grossir. Au contraire : l'eau fait gonfler les fibres (crudités, légumes cuits) et leste l'estomac. Ainsi vous mangerez moins.

• Il ne faut pas sauter de repas

VRAI

S'il n'est pas rechargé régulièrement en énergie, l'organisme fait des réserves et stocke les graisses en prévision d'une famine.

• Il faut se méfier des produits allégés

VRAI

Certains produits allégés en graisses sont très riches en sucres. Il faut donc regarder attentivement les étiquettes. D'autre part, on a parfois tendance à consommer deux fois plus d'un produit allégé en ayant la conscience tranquille.